Das Kochbuch „Gesunder Darm"

100 köstliche Rezepte für ein glückliches und ausgeglichenes Verdauungssystem. Ein umfassender Leitfaden für eine darmgesunde Ernährung

Liese Müller

Urheberrechtliches Material ©2023

Alle Rechte vorbehalten

Kein Teil dieses Buches darf ohne die entsprechende schriftliche Zustimmung des Herausgebers und Urheberrechtsinhabers in irgendeiner Form oder auf irgendeine Weise verwendet oder übertragen werden, mit Ausnahme von kurzen Zitaten, die in einer Rezension verwendet werden. Dieses Buch sollte nicht als Ersatz für medizinische, rechtliche oder andere professionelle Beratung betrachtet werden.

INHALTSVERZEICHNIS

INHALTSVERZEICHNIS	3
EINFÜHRUNG	**7**
SMOOTHIES	**8**
1. Bananen-Walnuss-Smoothie	9
2. Orangencreme	11
3. Flachsmaschine	13
4. Morgenmix-Smoothie	15
5. Tropicala-Smoothie	17
6. Bananen-Beeren-Nutter	19
7. Gemüse-Smoothie	21
8. Blaubeerglück	23
9. Minz-Schokoladen-Smoothie	25
10. Kaffee-Smoothie	27
11. Papaya-Smoothie	29
12. Sesam öffnen	31
13. Kokoslimette	33
14. Kreuzkümmel-Smoothie	35
15. Ring The Bell Smoothie	37
16. Der Cabbage Patch Smoothie	39
17. Süßer Broco-Cado	41
BRÜHEN	**43**
18. Hühnerknochenbrühe	44
19. Würzige einfache Hühnerknochenbrühe	46
20. Nachmittagsbrühe schlürfen	48
21. Thai-inspirierte Brühe	50
22. Mit Ingwer angereicherte Brühe	52
23. Einfache Gemüsebrühe	54
24. Miso-Gemüsebrühe	56
25. Pikante Gemüsebrühe	58
26. Rinderknochenbrühe	60
27. Verbesserte Knochenbrühe zum Trinken	62

Säfte　　64

28. Halten Sie es grün　　65
29. Süße Maria　　67
30. Gib mir eine Rübe　　69
31. Erdbeergasse　　71
32. Pickup-Limette　　73
33. Gesundheitskicker　　75
34. Orange Secret Juice　　77
35. Rüben-Durstlöscher　　79
36. Karottenoberteil　　81
37. Popeye Spinat Punch　　83
38. Hauch von Minzsaft　　85
39. Geheimes Gewürz　　87
40. Saft in der Stadt　　89

WARME UND BERUHIGENDE GETRÄNKE　　91

41. Golden Milk Latte　　92
42. Heiße Pfefferminzschokolade　　94
43. Nussiger Matcha Latte　　96
44. Chai Latte　　98
45. Hot Lemon Belly Aid　　100
46. Schokoladen-Orangen-Latte　　102
47. Frischer Ingweraufguss　　104
48. Goji-Beeren-Aufguss　　106
49. Kurkuma-Aufguss　　108
50. Entzündungshemmender Kakao　　110
51. Ingwer-Kaffee-Latte　　112

KÜHLE UND ERFRISCHENDE GETRÄNKE　　114

52. Chia-Auffrischung　　115
53. Chia-Twist　　117
54. Thermalwasser　　119
55. Spirulina-Lächeln　　121
56. Limonade mit flachem Magen　　123

57. Kurkuma-Minze	125
58. Geeister Kakao-Latte	127

Tonika — 129

59. Zitronen-Ingwer-Twist	130
60. Lime Zing	132
61. Beet-Le-Saft	134
62. Ananas-Ingwer-Elixier	136
63. Kurkuma-Orange	138
64. Zitrusgift	140
65. Fenchel-Elixier	142
66. Kurkuma-Karotten-Elixier	144

COCKTAILS UND MOCKTAILS — 146

67. Ingwer-Limetten-Wodka-Cocktail	147
68. Tequila Ingwer	149
69. Orange Kurkuma	151
70. Goldener Sommertraum	153
71. Mach dich bereit	155
72. Gin Ingwer Rübe	157
73. Einfache Bloody Mary	159
74. Zitronen-Rosmarin	161

KOMBUCHA — 163

75. Ingwer-Kombucha	164
76. Himbeer-, Birnen- und Ingwer-Kombucha	166
77. Root Beer Kombucha	168
78. Ingwer-Birnen-Ananas-Kombucha	171
79. Vanille-Kombucha	173
80. Mit Zimt und Nelken gewürzter Kombucha	175
81. Mango- und Cayenne-Kombucha	177
82. Würziges Bloody Mary Kombucha	179
83. Erdbeer-Rosen-Kombucha	181
84. Pfirsich-Kombucha	183
85. Knackiges Apfel-Orangen-Kombucha	185

86. Limonade Kombucha	187
87. Blackberry Zinger	189
88. Granatapfel-Kombucha	191
89. Blaubeer-Ingwer-Kombucha	194
90. Pfirsich-Erdbeer-Kombucha	196
91. Kirsch-Kombucha	198
92. Trauben-Kombucha	200
93. Açai-Beere Spirulina Kombucha	202
94. Gesalzener Grapefruit-Kombucha	204
95. Orangen-Kombucha-Saft	206
96. Mandarinen-Kombucha	208
97. Cranberry-Apfel-Kombucha	210
98. Wacholder-Zitrus-Kombucha	212
99. Blaubeer-Limetten-Kombucha	214
100. Holunder-Rosen-Hopfen-Kombucha	216
ABSCHLUSS	**218**

EINFÜHRUNG

Das Kochbuch „Gesunder Darm" ist Ihr ultimativer Leitfaden für ein glückliches und ausgeglichenes Verdauungssystem durch leckeres und nahrhaftes Essen. Mit 100 geschmackvollen und gesunden Rezepten soll dieses Kochbuch Ihre Darmgesundheit und Ihr allgemeines Wohlbefinden unterstützen.

Jedes Rezept wird von einem wunderschönen Farbbild begleitet, das Ihnen einen ersten Eindruck von den köstlichen und gesunden Mahlzeiten gibt, die Sie zubereiten werden. Von darmfreundlichen Snacks und Frühstücken bis hin zu herzhaften Abendessen und Desserts ist jedes Rezept sorgfältig zusammengestellt, um Ihren Darm mit gesunden Zutaten zu nähren.

Das Kochbuch „Gesunder Darm" ist mehr als nur ein Rezeptbuch. Es handelt sich um einen umfassenden Leitfaden für eine darmgesunde Ernährung mit Informationen dazu, wie man ein gesundes Darmmikrobiom aufrechterhält, Darmreizstoffe erkennt und darmgesunde Lebensmittel auswählt.

Egal, ob Sie mit Darmproblemen zu kämpfen haben oder einfach nur Ihre allgemeine Gesundheit verbessern möchten: Das Kochbuch „Gesunder Darm" ist die ultimative Quelle für die Zubereitung köstlicher und nahrhafter Mahlzeiten, die ein glückliches und ausgeglichenes Verdauungssystem unterstützen.

Wir hoffen, dass Kochbuch „Gesunder Darm" Sie dazu inspiriert, durch leckeres und nahrhaftes Essen die Verantwortung für Ihre Darmgesundheit zu übernehmen. Viel Spaß beim Kochen!

SMOOTHIES

1. **Bananen-Walnuss-Smoothie**

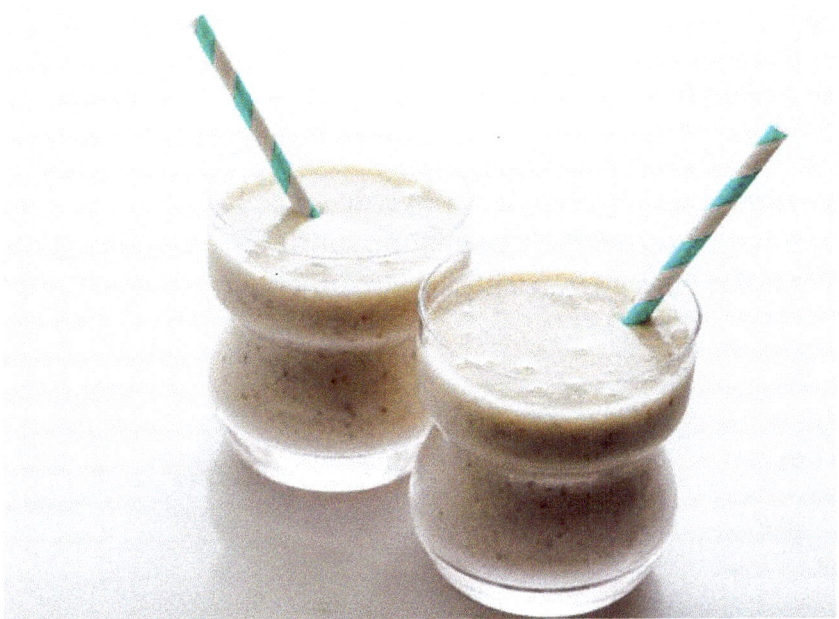

Macht: 1
½ unreife Banane, gefroren
½ Tasse Hafermilch
¼ Tasse laktosefreier Joghurt
5 Walnüsse
1 Esslöffel Hanfherzen
Ein ½ Zoll großes Stück geschälten Ingwer
Alle Zutaten in den Mixer geben und pürieren, bis eine glatte Masse entsteht. Falls gewünscht, Eis hinzufügen.

2. <u>Orangencreme</u>

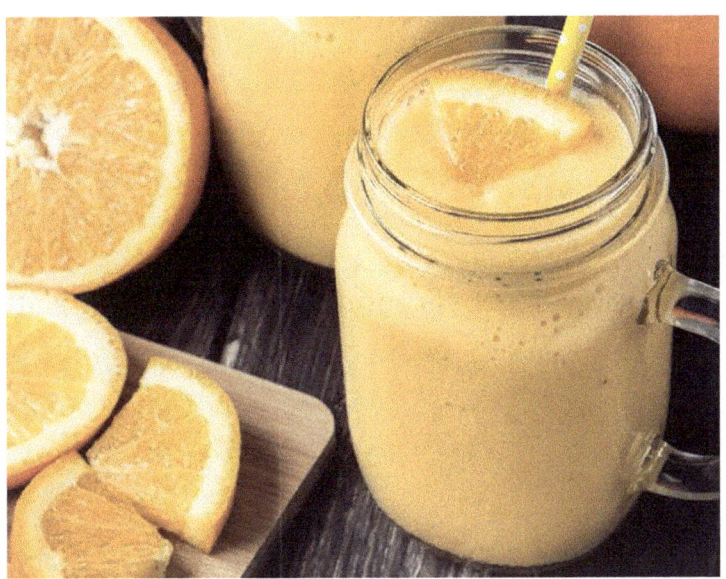

Macht: 1

1 mittelgroße Nabelorange, geschält
¼ Tasse laktosefreier Kefir
1 Teelöffel Leinsamen
¼ Teelöffel reiner Vanilleextrakt
¼ Teelöffel Kurkuma
4 Eiswürfel

ANWEISUNGEN

Alle Zutaten in einen Mixer geben und pürieren, bis eine glatte Masse entsteht.

3. Flachsmaschine

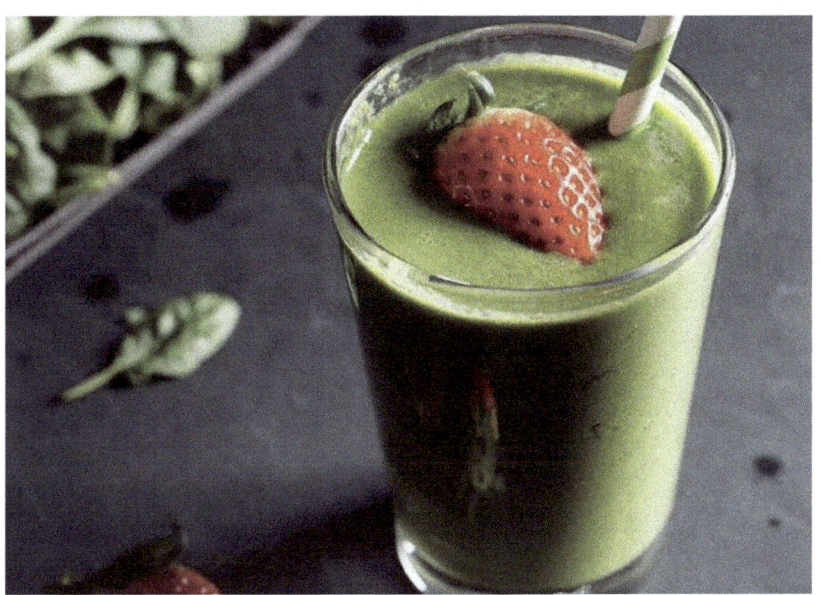

Macht: 1

- ¼ Tasse Erdbeeren
- ½ Tasse Spinat, gut gewaschen
- 1 Tasse Mandelmilch
- 2 Esslöffel Mandelbutter
- 1 Esslöffel Leinsamen

ANWEISUNGEN

a) Alle Zutaten in einen Mixer geben und pürieren, bis eine glatte Masse entsteht.

4. Morgenmix-Smoothie

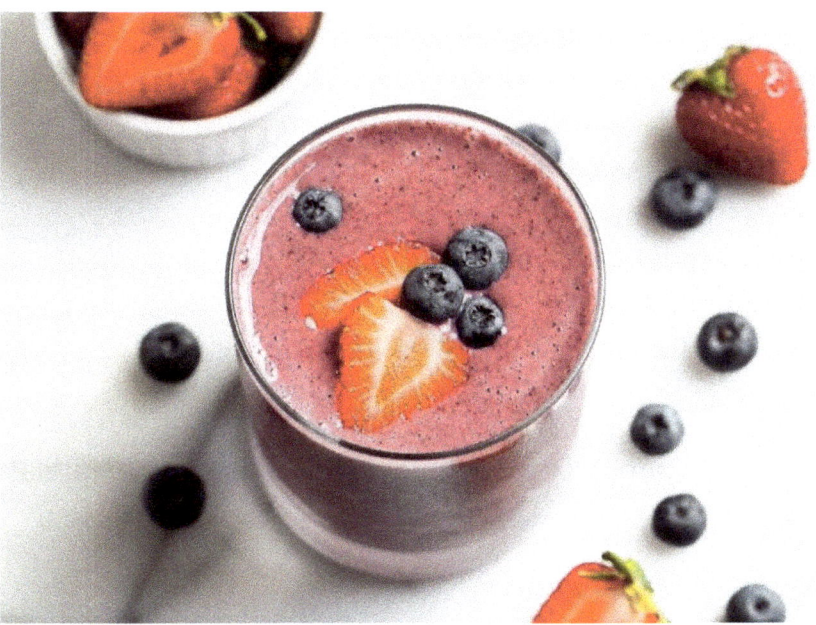

Macht: 1

1½ Tassen Wasser oder Mandelmilch
½ unreife mittelgroße Banane
10 Blaubeeren
1 Teelöffel Spirulina
1 Messlöffel Proteinpulver (optional)
1 Tasse Spinat, gut gewaschen
1 Esslöffel Chia- oder Leinsamen
1 Teelöffel Matcha-Pulver
Scheibe frischer Ingwer und/oder Kurkuma

ANWEISUNGEN
Alle Zutaten in einen Mixer geben und pürieren, bis eine glatte Masse entsteht.

5. Tropicala-Smoothie

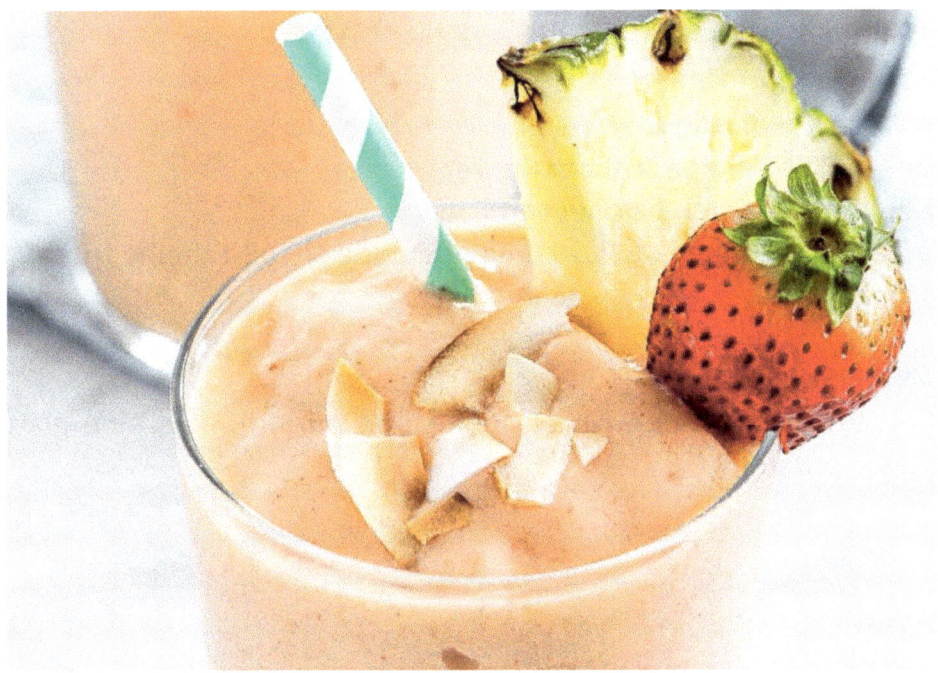

Macht: 1

½ Tasse Ananas
½ mittelgroße Nabelorange, geschält
10 Mandeln
¼ Tasse Kokosmilch
Eine ¼-Zoll-Scheibe frischer Ingwer
1 Esslöffel frischer Zitronensaft
¼ Teelöffel gemahlene Kurkuma oder eine ¼-Zoll-Scheibe frisch
4 Eiswürfel

ANWEISUNGEN
Alle Zutaten in einen Mixer geben und pürieren, bis eine glatte Masse entsteht.

6. Bananen-Beeren-Nutter

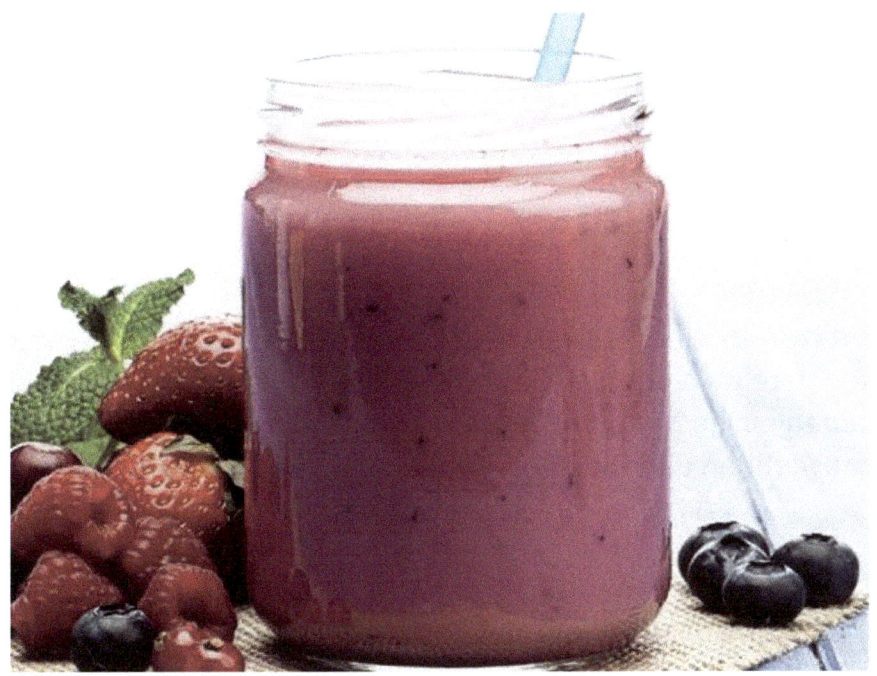

Macht: 1

Gemischte Beeren: etwa 5 Erdbeeren, 10 Blaubeeren
½ unreife mittelgroße Banane
½ Tasse Kokosmilch
½ Tasse Wasser
1 Esslöffel Chiasamen
1 Esslöffel Mandelbutter

ANWEISUNGEN
Alle Zutaten in einen Mixer geben und pürieren, bis eine glatte Masse entsteht. Wenn Sie dies nicht sofort trinken, können Sie die Chiasamen einige Minuten vor dem Trinken hinzufügen, da sie sich sonst ausdehnen und die Konsistenz des Smoothies verändern.

7. Gemüse-Smoothie

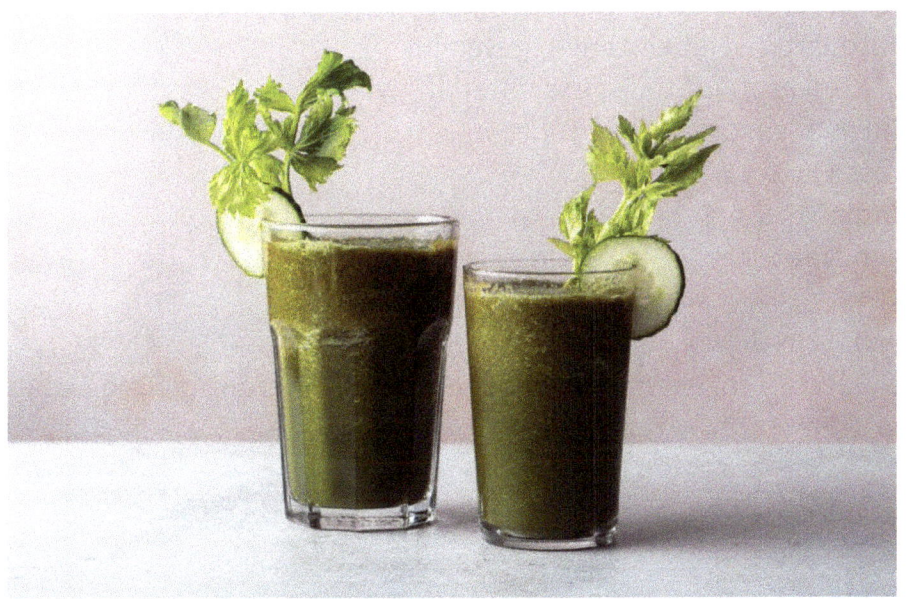

Macht: 1

⅓ Tasse Rüben
½ mittelgroße Nabelorange, geschält
Ein ½ Zoll großes Stück geschälten Ingwer
¼ Zitrone, geschält
½ Tasse Kokoswasser
½ Tasse Wasser
⅛ Avocado

ANWEISUNGEN
Alle Zutaten in einen Mixer geben und pürieren, bis eine glatte Masse entsteht.

8. Blaubeerglück

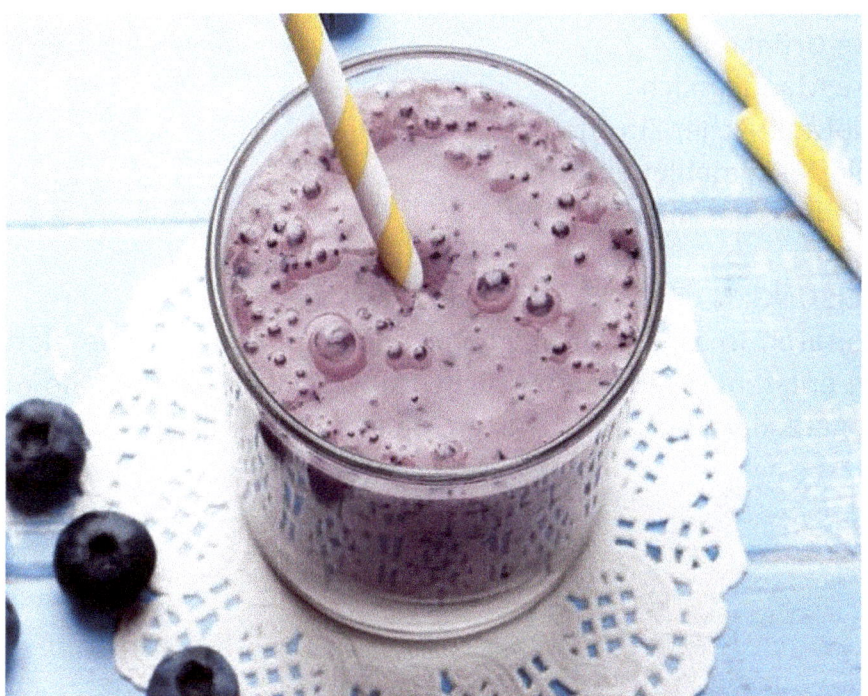

Macht: 1

½ Tasse Blaubeeren, wenn möglich gefroren
1 Tasse Grünkohl
1 Tasse Mandelmilch
1 Teelöffel frischer Zitronensaft
½ Teelöffel gemahlener Kurkuma
1 Teelöffel Chiasamen

ANWEISUNGEN
Alle Zutaten in einen Mixer geben und pürieren, bis eine glatte Masse entsteht. Wenn Sie es nicht sofort trinken, können Sie mit der Zugabe der Chiasamen warten, da es sonst eindickt.

9. **Minz-Schokoladen-Smoothie**

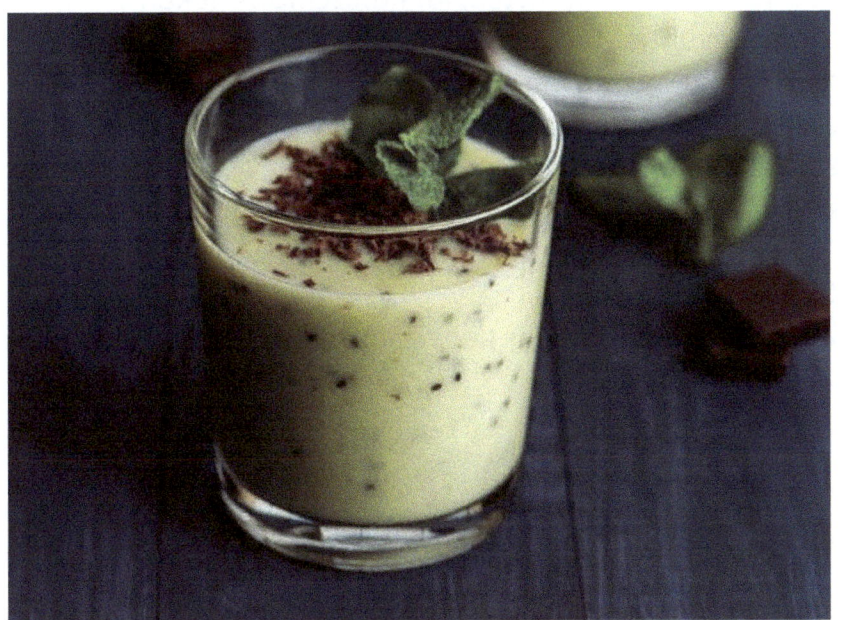

Macht: 1

- ½ Tasse aufgebrühter Minztee, im Kühlschrank gekühlt
- ½ Tasse ungesüßte Mandelmilch
- 2 Tassen Spinat, gut gewaschen
- 2 Teelöffel ungesüßtes Kakaopulver
- 1 Teelöffel reiner Ahornsirup
- 1 Teelöffel Leinsamen

ANWEISUNGEN

a) Alle Zutaten in einen Mixer geben und pürieren, bis eine glatte Masse entsteht.

10. Kaffee Smoothie

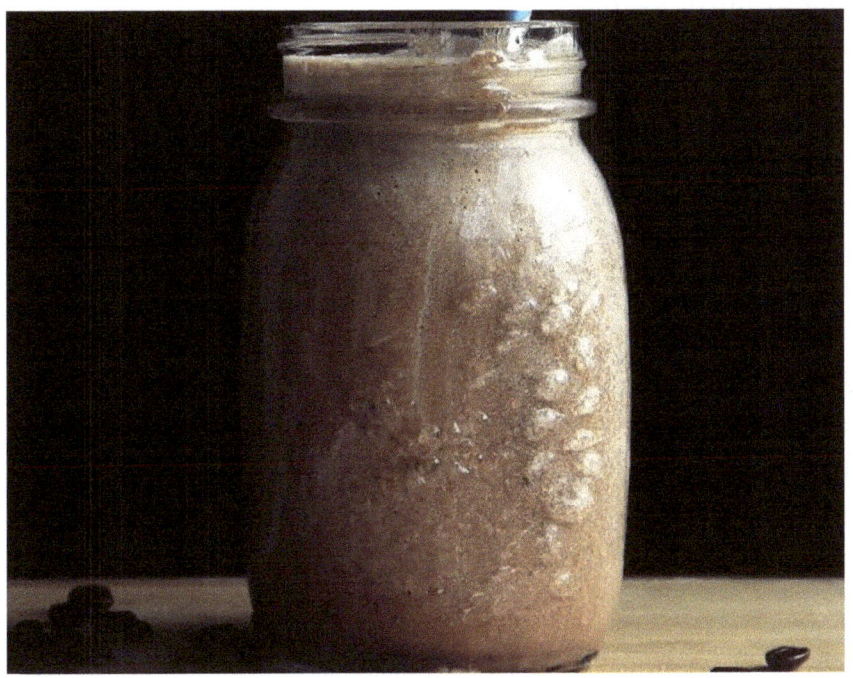

Macht: 1

½ Tasse gebrühter Kaffee
½ Hanfmilch
½ unreife Banane, gefroren (optional)
2 Teelöffel Chiasamen
1 Teelöffel Kokosöl
1 Teelöffel ungesüßtes Kakaopulver
½ Teelöffel reiner Vanilleextrakt
Eine Handvoll Eiswürfel

ANWEISUNGEN
Lassen Sie den Kaffee im Kühlschrank abkühlen – oder verwenden Sie kalt gebrühten Kaffee. Alle Zutaten in einen Mixer geben und pürieren, bis eine glatte Masse entsteht.

11. Papaya-Smoothie

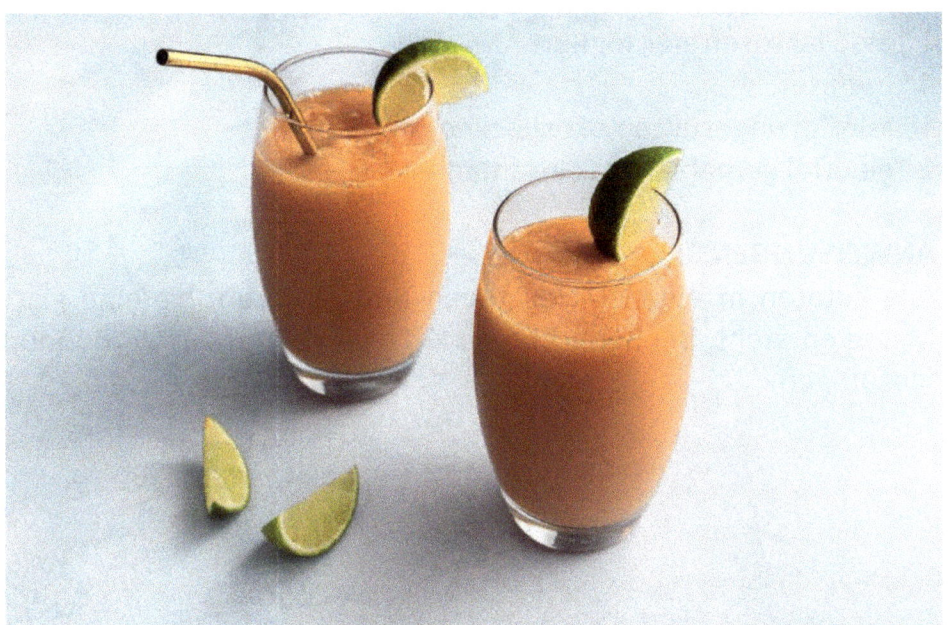

Macht: 1

½ Tasse Papayastücke
1 Tasse laktosefreier Joghurt
4 Eiswürfel
1 Esslöffel ungesüßte Kokosflocken
1 Teelöffel gemahlener Leinsamen

ANWEISUNGEN

Alle Zutaten in einen Mixer geben und pürieren, bis eine glatte Masse entsteht. Bei Bedarf bis zu ½ Tasse Wasser zur Verdünnung hinzufügen.

12. Sesam öffne dich

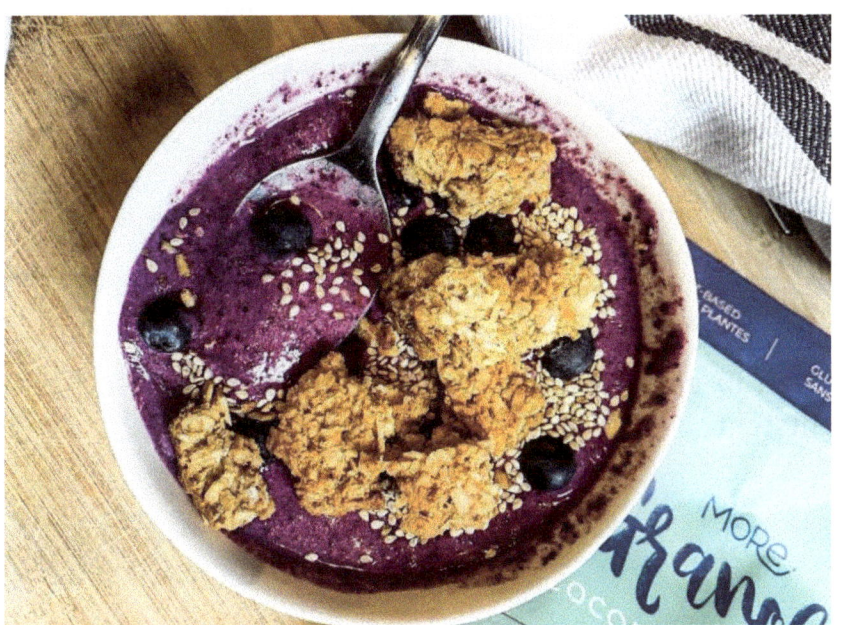

Macht: 1

½ Tasse Hafermilch oder andere laktosefreie Milch
½ Tasse Wasser
1 Karotte, grob gehackt
½ Tasse gekochte Süßkartoffel
1 Esslöffel Tahini
1 Esslöffel Hanfsamen
½ Teelöffel gemahlener Zimt

ANWEISUNGEN
Alle Zutaten in einen Mixer geben und pürieren, bis eine glatte Masse entsteht.

13. Kokoslimette

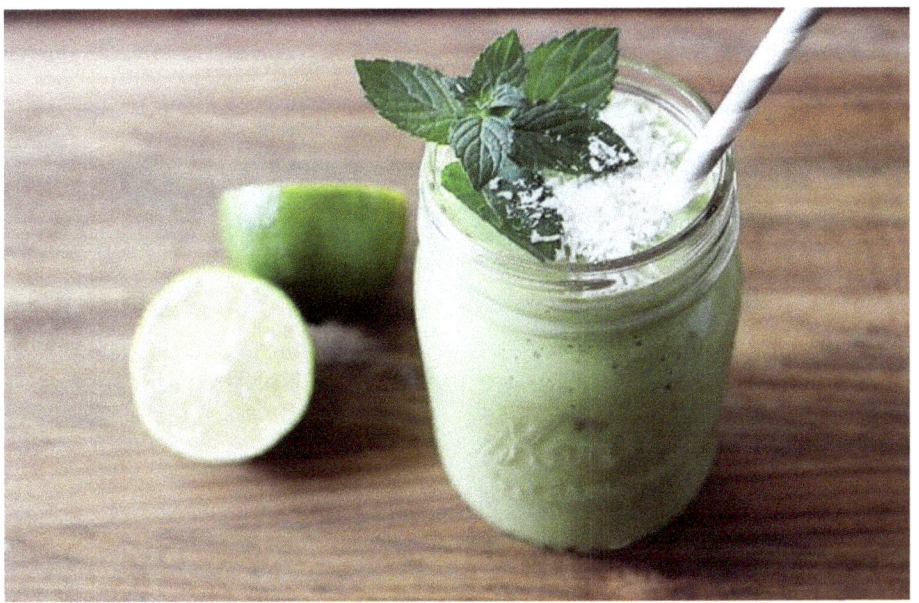

Macht: 1

½ Tasse frische Kokosnuss
½ Tasse Kokoswasser
1 Tasse Wasser
1 Tasse Spinat, gut gewaschen
4 Eiswürfel
Ein ½ Zoll großes Stück geschälten Ingwer
½ Teelöffel frischer Limettensaft

ANWEISUNGEN
Alle Zutaten in einen Mixer geben und pürieren, bis eine glatte Masse entsteht.

14. Kreuzkümmel-Smoothie

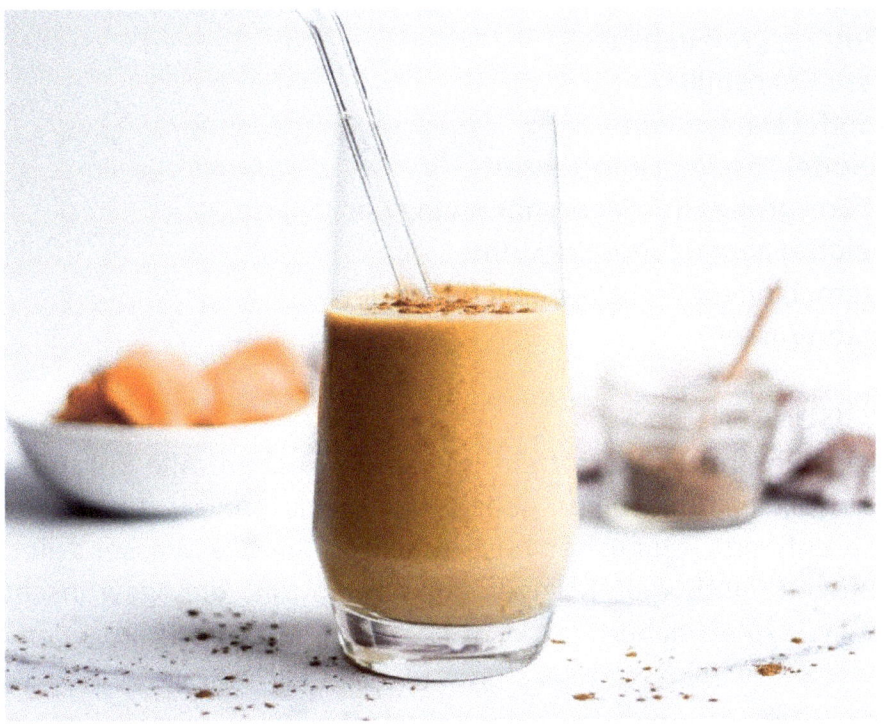

Ergibt: 1 bis 2

½ Tasse Süßkartoffelstücke
2 Karotten, grob gehackt
½ Tasse Kokosmilch
1 Esslöffel Hanfsamen
1 Teelöffel frischer Limettensaft
Ein ½ Zoll großes Stück geschälten Ingwer
¼ Teelöffel gemahlener Kurkuma
Mit gemahlenem Kreuzkümmel bestreuen
½ Tasse Wasser

ANWEISUNGEN
Falls gewünscht, Süßkartoffeln im Voraus kochen. Alle Zutaten in einen Hochleistungsmixer geben und pürieren, bis eine glatte Masse entsteht. Möglicherweise möchten Sie das Wasser zuletzt hinzufügen und die Menge anpassen, um die gewünschte Konsistenz zu erreichen.

15. Ring The Bell Smoothie

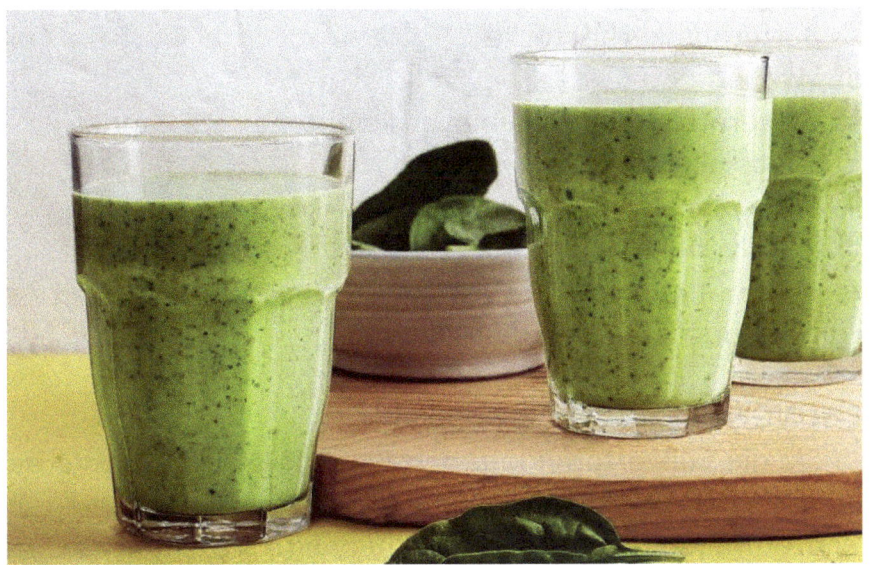

Ergibt: 1 bis 2

¼ Tasse Süßkartoffelstücke
¼ Tasse Butternusskürbisstücke
½ Tasse Wasser
¼ Tasse entkernte und in Scheiben geschnittene rote Paprika
¼ Tasse Kokosmilch
¼ Tasse Brokkoli
2 Teelöffel Olivenöl
1 Esslöffel Leinsamen oder Kürbiskerne
¼ Teelöffel gemahlener Kurkuma

ANWEISUNGEN
Kochen Sie die Süßkartoffel und den Butternusskürbis im Voraus. Die Zutaten in einen Hochleistungsmixer geben und pürieren, bis eine glatte Masse entsteht. Möglicherweise möchten Sie das Wasser zuletzt hinzufügen und die Menge anpassen, um die gewünschte Konsistenz zu erreichen.

16. Der Cabbage Patch Smoothie

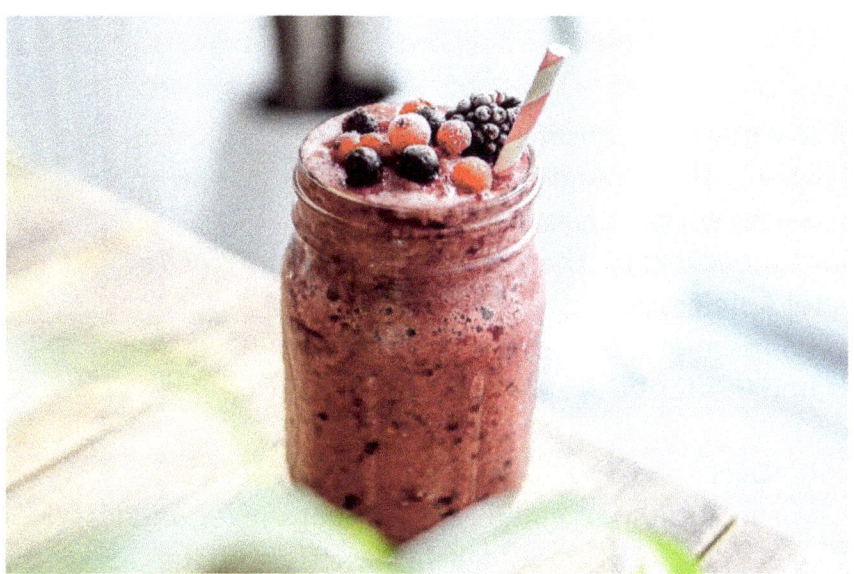

Ergibt: 1 bis 2

¼ Tasse Wasser
½ Gurke
½ Tomate
½ Tasse frischer Orangensaft
⅛ Kopf mittelgroßer Rotkohl
Grüner Teil einer Frühlingszwiebel, gehackt
1 Esslöffel gehacktes frisches Basilikum
1 Teelöffel Apfelessig
½ Teelöffel frischer Zitronensaft
Mit Salz und Pfeffer bestreuen

ANWEISUNGEN
Geben Sie alle Zutaten in einen Hochleistungsmixer und lassen Sie die Magie geschehen. Möglicherweise müssen Sie dies schrittweise mixen, wenn zunächst nicht alle Zutaten passen. Der Kohl kann beispielsweise vor dem Pürieren zusätzlichen Platz einnehmen.

17. Süßer Broco-Cado

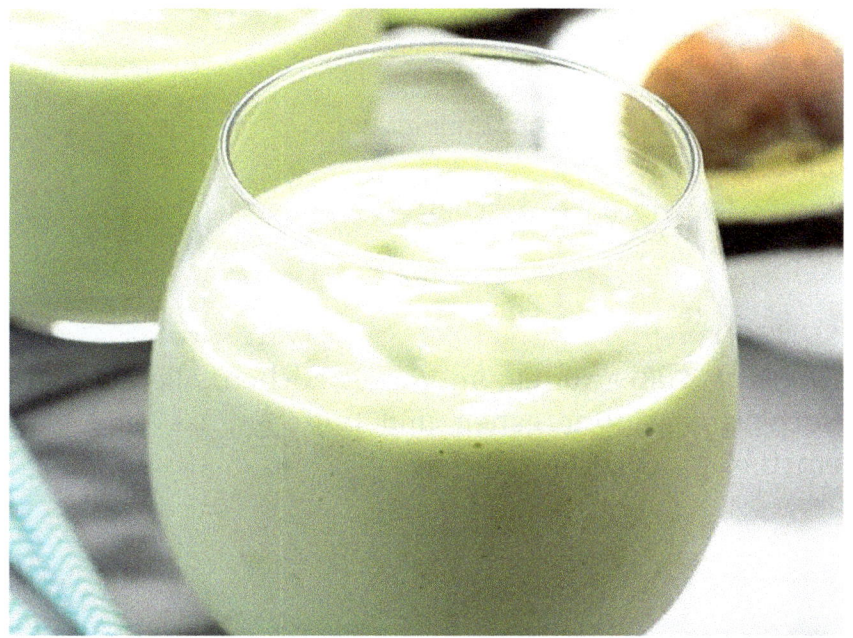

Ergibt: 1 bis 2

½ Tasse Süßkartoffelstücke
½ Tasse Kokoswasser
½ Tasse Wasser
Ein ½ Zoll großes Stück geschälten Ingwer
4 Brokkoliröschen
¼ mittelgroße Nabelorange, geschält
⅛ Avocado

ANWEISUNGEN
Falls gewünscht, Süßkartoffeln im Voraus kochen. Alle Zutaten in einen Hochleistungsmixer geben und pürieren, bis eine glatte Masse entsteht.

BRÜHEN

18. Hühnerknochenbrühe

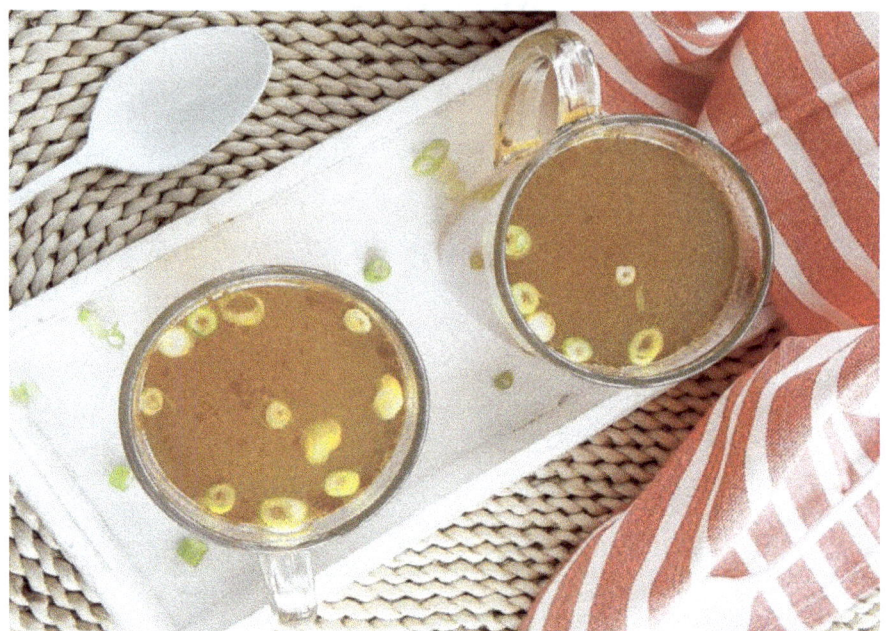

Ergibt etwa 6 Portionen

Etwa 8 Tassen Wasser
2 Esslöffel mit Knoblauch angereichertes Öl
½ Tasse Frühlingszwiebeln, nur der grüne Teil
1 Huhn, in Stücke geschnitten
2 Karotten, grob gehackt
2 Pastinaken, grob gehackt
1 Selleriestange, grob gehackt
½ Teelöffel Salz
5 Pfefferkörner

ANWEISUNGEN

Das mit Knoblauch angereicherte Öl in einen großen Topf geben und die Frühlingszwiebeln bei mittlerer Hitze 2 bis 3 Minuten anbraten. Das Wasser und die restlichen Zutaten hinzufügen und bei mittlerer bis hoher Hitze kochen. Sobald das Wasser kocht, decken Sie den Topf ab und reduzieren Sie die Hitze auf eine niedrige Stufe. Nehmen Sie nach 30 Minuten das Hähnchen heraus und schneiden Sie das Fleisch ab, das Sie für eine andere Verwendung aufbewahren können (z. B. für die Zubereitung von Hähnchensalat). Geben Sie die Knochen zurück in den Topf und kochen Sie sie weitere 1½ bis 2½ Stunden oder bis sie aromatisch sind. Wenn es fertig ist, entfernen Sie die Knochen und das Gemüse. Gießen Sie die Brühe in einen Behälter, um sie aufzubewahren, wenn Sie sie nicht sofort verwenden. Sie können die oberste Schicht abschöpfen, wenn Sie eine sehen. Wenn Sie die Brühe im Kühlschrank aufbewahren, steigt eine Fettschicht an die Oberfläche, die Sie vor der Verwendung abschöpfen können. Sie können diese Brühe für verschiedene Zwecke verwenden, auch pur trinken!

19. Würzige einfache Hühnerknochenbrühe

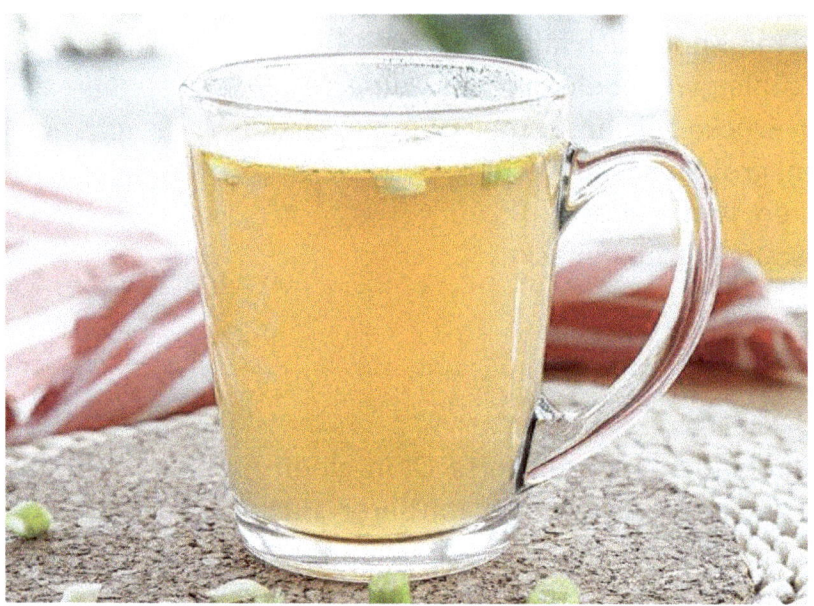

Ergibt etwa 6 Portionen

Etwa 8 Tassen Wasser
2 Pfund Hühnerknochen
Ein 2,5 cm großes Stück geschälten Ingwer, in Scheiben geschnitten
2 Karotten, grob gehackt
1 Selleriestange, grob gehackt
½ Teelöffel Salz

ANWEISUNGEN
Erhitzen Sie das Wasser in einem großen Topf bei mittlerer bis hoher Hitze. Alle Zutaten hinzufügen und zum Kochen bringen. Sobald das Wasser kocht, decken Sie den Topf ab, reduzieren die Hitze auf eine niedrige Stufe und kochen das Ganze 1½ bis 2½ Stunden lang oder bis es aromatisch schmeckt. Wenn es fertig ist, entfernen und entsorgen Sie die Knochen und das Gemüse. Gießen Sie die Brühe in einen Behälter, um sie aufzubewahren, wenn Sie sie nicht sofort verwenden. Sie können die oberste Schicht abschöpfen, wenn Sie eine sehen. Wenn Sie die Brühe im Kühlschrank aufbewahren, steigt eine Fettschicht an die Oberfläche, die Sie vor der Verwendung abschöpfen können. Sie können diese Brühe für verschiedene Zwecke verwenden, auch pur trinken!

20. Nachmittags Brühe schlürfen

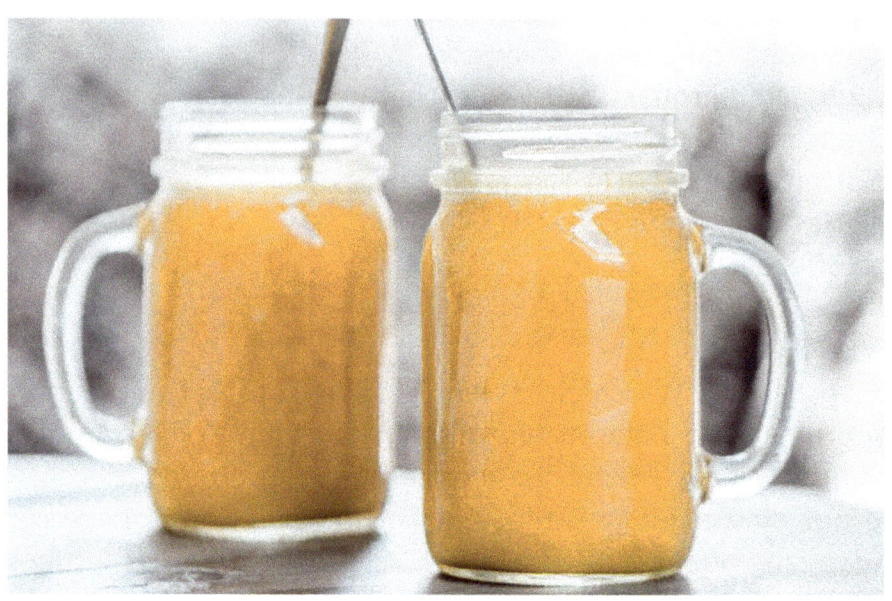

Macht: 1

- 1 Tasse Hühnerknochenbrühe
- 1 Unze Karottensaft
- 1 Teelöffel Apfelessig
- ¼ Teelöffel gemahlener Kurkuma
- ⅛ Teelöffel Meersalz

ANWEISUNGEN
a) Die Hühnerknochenbrühe in einen kleinen Topf geben und bei mittlerer Hitze erhitzen.
b) Alle anderen Zutaten hinzufügen und verrühren. Warm servieren.

21. Thai-inspirierte Brühe zum Schlürfen

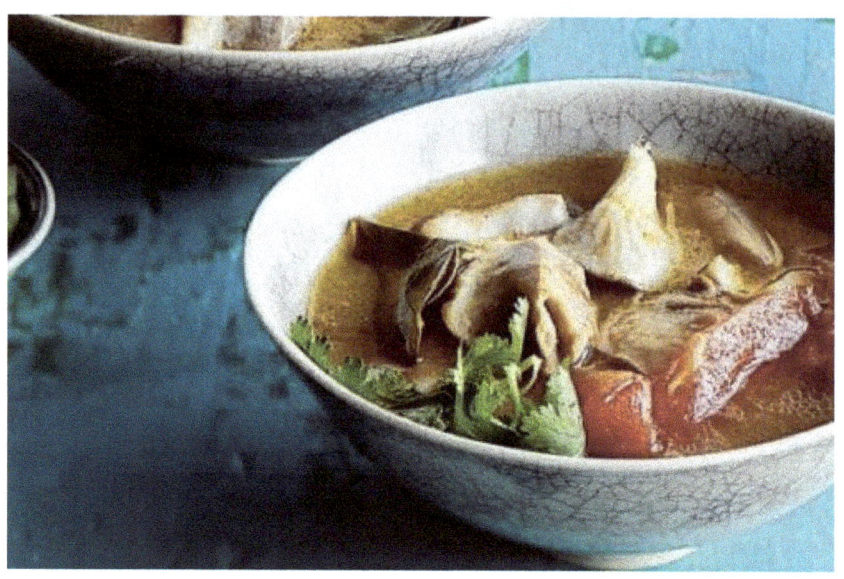

Macht: 1

- 1 Tasse Hühnerknochenbrühe
- 2 Unzen Kokosmilch aus der Dose
- 1 Teelöffel frischer Limettensaft
- ½ Teelöffel Currypulver

ANWEISUNGEN

a) Die Hühnerknochenbrühe in einen kleinen Topf geben und bei mittlerer Hitze erhitzen.
b) Alle anderen Zutaten hinzufügen und verrühren.
c) Etwa 5 Minuten köcheln lassen. Warm servieren.

22. Mit Ingwer angereicherte Brühe

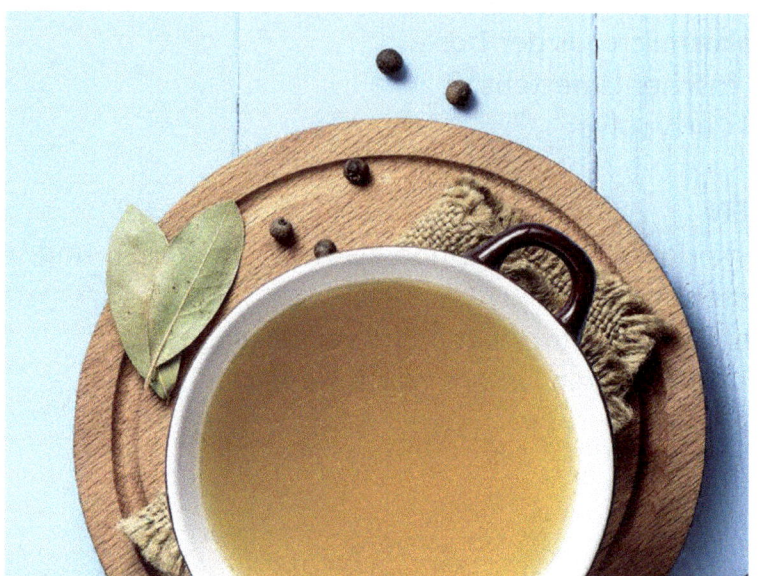

Macht: 1

- 1 Tasse Hühnerknochenbrühe
- 2 Unzen Kokosmilch aus der Dose
- 1 Teelöffel Ingwersaft

ANWEISUNGEN
a) Die Hühnerknochenbrühe in einen kleinen Topf geben und bei mittlerer Hitze erhitzen.
b) Alle anderen Zutaten hinzufügen und verrühren.
c) Etwa 5 Minuten köcheln lassen. Warm servieren.

23. Einfache Gemüsebrühe

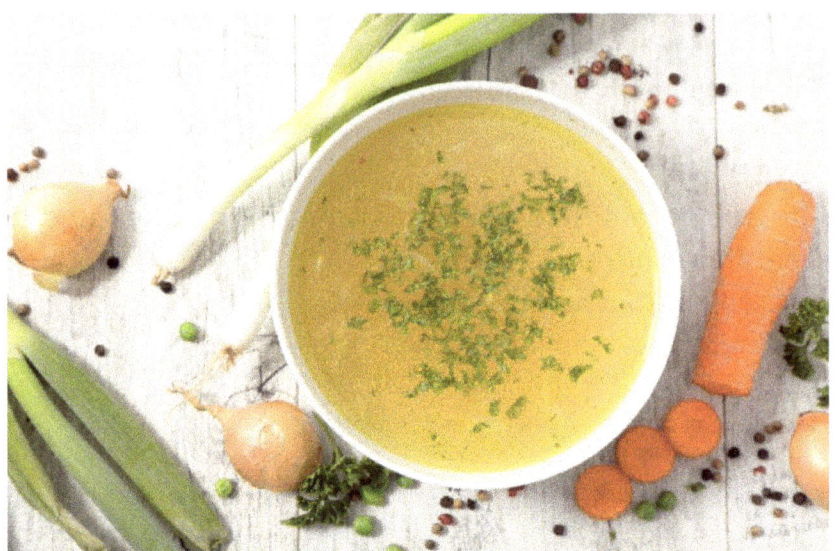

Ergibt etwa 6 Portionen

Etwa 8 Tassen Wasser
1 Ähre
½ Tasse Frühlingszwiebeln, nur der grüne Teil
½ Tasse Lauch, nur der grüne Teil
2 Karotten, grob gehackt
2 Pastinaken, grob gehackt
1 mittelgroße Selleriestange
1 Lorbeerblatt
½ Teelöffel Salz
¼ Teelöffel frisch gemahlener schwarzer Pfeffer
1 Esslöffel mit Knoblauch angereichertes Öl

ANWEISUNGEN

Das mit Knoblauch angereicherte Öl in einen großen Topf geben und die Frühlingszwiebeln und das Lauchgrün bei mittlerer Hitze 2 bis 3 Minuten anbraten. Das Wasser und die restlichen Zutaten hinzufügen und bei mittlerer bis hoher Hitze kochen. Sobald das Wasser kocht, decken Sie den Topf ab und reduzieren Sie die Hitze auf eine niedrige Stufe. 1½ bis 2½ Stunden kochen lassen oder bis es aromatisch schmeckt. Wenn es fertig ist, entfernen Sie das Gemüse. Gießen Sie die Brühe in einen Behälter, um sie aufzubewahren, wenn Sie sie nicht sofort verwenden. Es muss keine Schicht entfernt werden, wie bei Hühner- und Rinderbrühen.

24. Miso-Gemüsebrühe

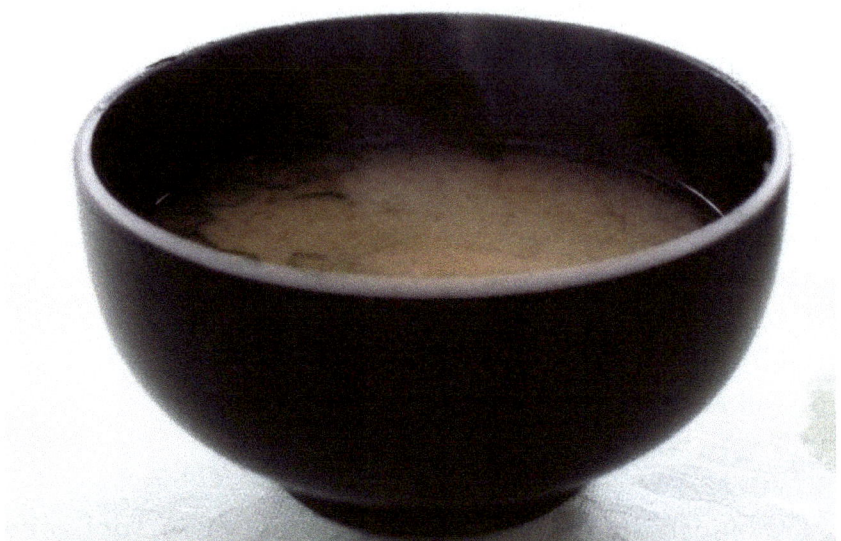

Macht: 1

- 1 Tasse Gemüsebrühe
- 2 Blätter Nori-Algen, in dünne Scheiben geschnitten
- 2 Teelöffel Miso

ANWEISUNGEN
a) Die Gemüsebrühe in einen kleinen Topf geben und bei mittlerer Hitze erhitzen.
b) Den Nori dazugeben und etwa 5 Minuten köcheln lassen.
c) Vom Herd nehmen und das Miso unterrühren.
d) Warm servieren.

25. Pikante Gemüsebrühe

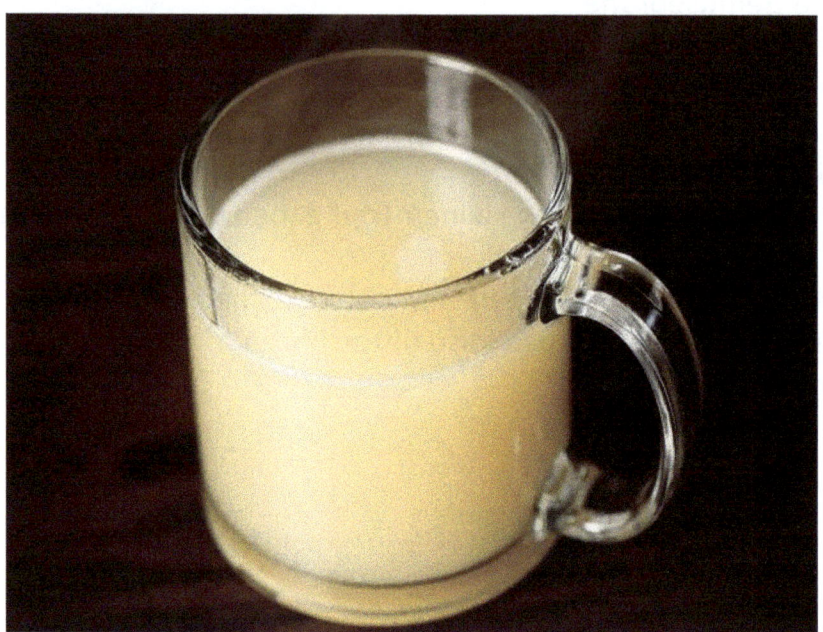

Macht: 1

- 1 Tasse Gemüsebrühe
- ¼ Tasse Austernpilze
- 1 Teelöffel geröstetes Sesamöl

ANWEISUNGEN
a) Die Gemüsebrühe in einen kleinen Topf geben und bei mittlerer Hitze erhitzen.
b) Die anderen Zutaten hinzufügen und verrühren.
c) Etwa 5 Minuten köcheln lassen.
d) Warm servieren.
e) Sie können die Pilze herausnehmen und für eine andere Verwendung aufbewahren oder sie drin lassen und als Suppe genießen.

26. **Rinderknochenbrühe**

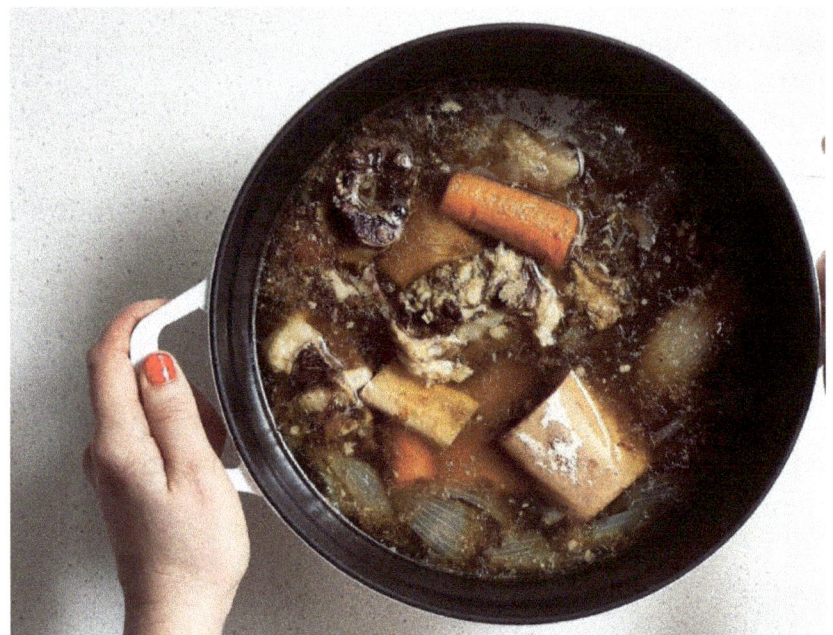

Ergibt etwa 6 Portionen

8 Tassen Wasser
2 Pfund Rinderknochen
2 Karotten, grob gehackt
1 Selleriestange, grob gehackt
1 Pastinake, grob gehackt
2 Lorbeerblätter
½ Teelöffel Salz
5 Pfefferkörner

ANWEISUNGEN
Erhitzen Sie das Wasser in einem großen Topf bei mittlerer bis hoher Hitze. Alle anderen Zutaten hinzufügen und zum Kochen bringen. Sobald das Wasser kocht, decken Sie den Topf ab und reduzieren Sie die Hitze auf eine niedrige Stufe. Etwa 2 Stunden kochen lassen. Überfliegen Sie die oberste Schicht, wenn Sie eine sehen. Entfernen Sie die Knochen und das Gemüse, werfen Sie sie weg, lassen Sie sie abkühlen und lagern Sie sie im Kühlschrank. Die Brühe ist im Kühlschrank etwa 3 Tage oder im Gefrierschrank 6 Monate haltbar. Beim Kühlen steigt eine Fettschicht an die Oberfläche, die Sie vor der Verwendung abschöpfen können. Sie können diese Brühe für verschiedene Zwecke verwenden, auch pur trinken!

27.   Verbesserte Knochenbrühe zum Trinken

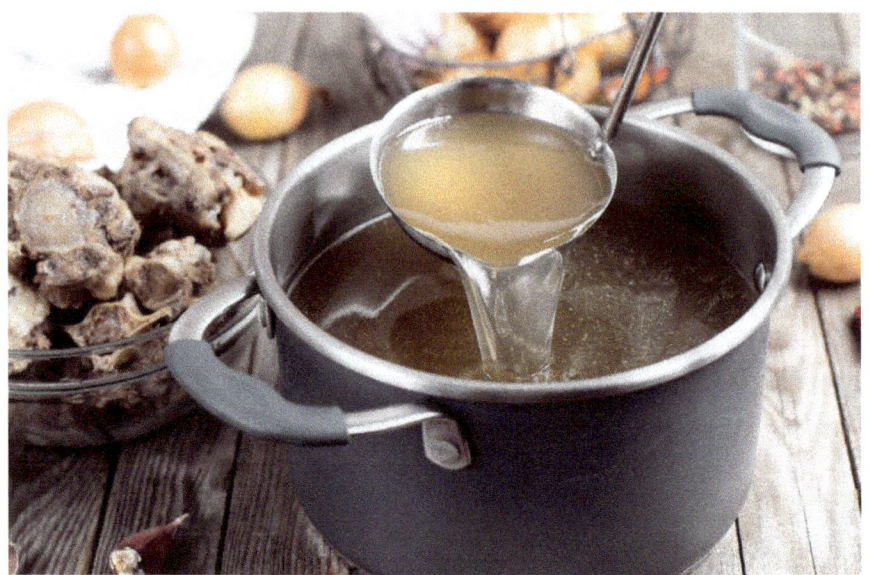

Macht: 1

- 1 Tasse Knochenbrühe
- 2 Unzen Kokosmilch
- ¼ Teelöffel gemahlener Kurkuma
- 1 Teelöffel Ingwersaft
- ½ Teelöffel frischer Limettensaft
- ¼ Teelöffel gemahlener Zimt
- ¼ Teelöffel gemahlener Kardamom
- Prise Cayennepfeffer
- Prise Salz

ANWEISUNGEN

a) Die Knochenbrühe in einen kleinen Topf geben und bei mittlerer Hitze erhitzen.
b) Alle anderen Zutaten hinzufügen und verrühren. Warm servieren.

Säfte

28. Bleiben Sie grün

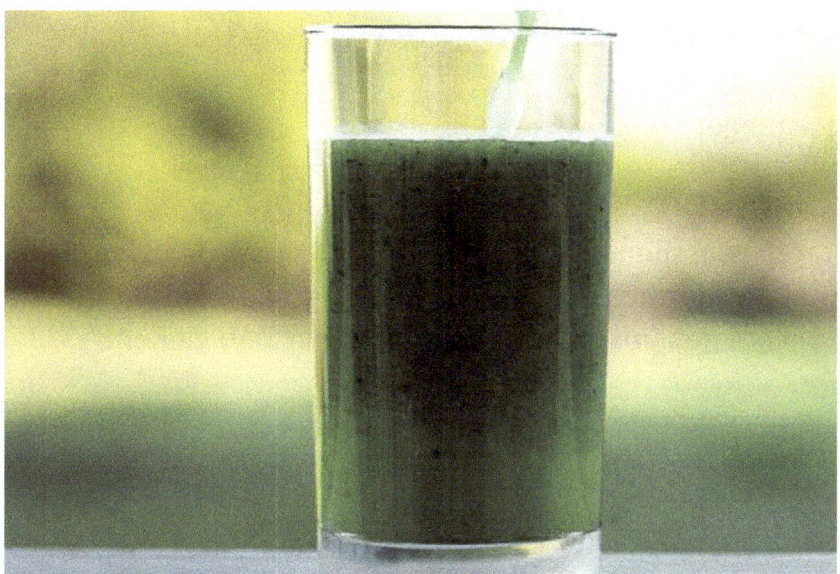

Macht: 1

2 Grünkohlblätter
1 Gurke
½ Limette
1 Fenchelstängel

ANWEISUNGEN

Alle Zutaten waschen und trocken tupfen. Von der Limette die Haut schälen oder abschneiden. Geben Sie alle Zutaten in einen Entsafter. Falls gewünscht, den Saft durch ein Sieb gießen.

29. Süße Maria

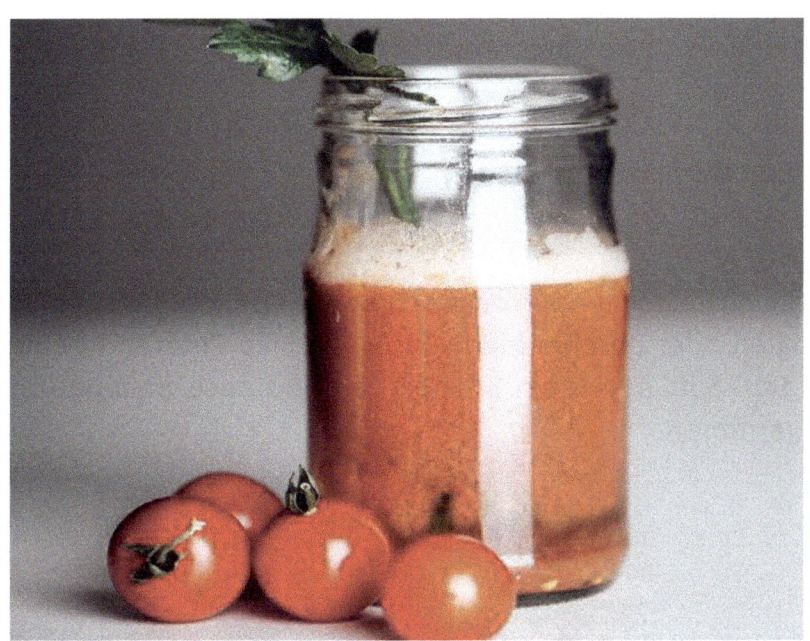

Macht: 1

1 mittelgroße Tomate oder ½ Tasse Tomatensaft
3 Karotten oder ½ Tasse Karottensaft
¼ Selleriestange
¼ Zitrone
Petersilie zum Garnieren (optional)

ANWEISUNGEN
Alle Zutaten waschen und trocken tupfen. Von der Zitrone die Schale schälen oder abschneiden. Geben Sie alle Zutaten in einen Entsafter. Den Saft durch ein Sieb gießen und nach Belieben mit Petersilie garnieren.

30. Gib mir eine Rübe

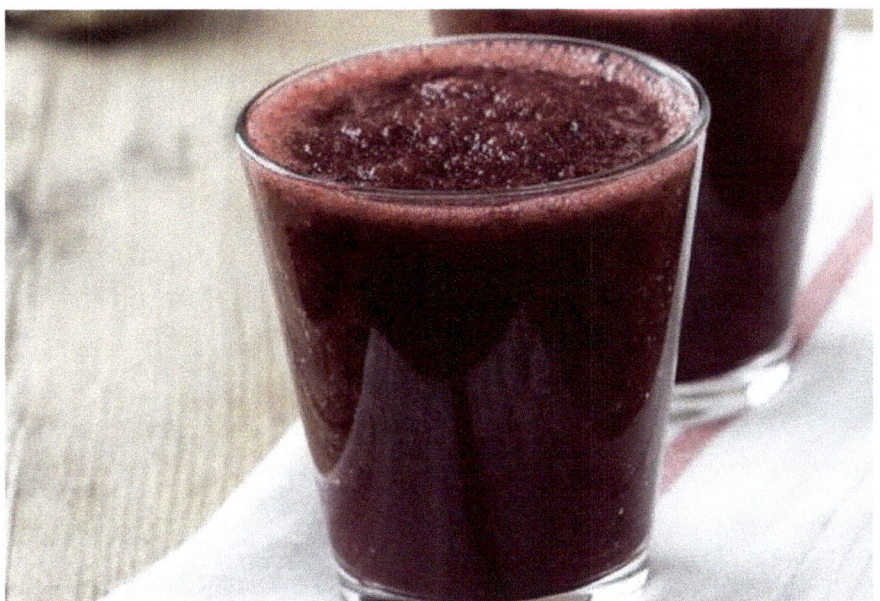

Macht: 1

1½ Karotten
½ Orange
⅓ Tasse Rüben
Ein ½ Zoll großes Stück geschälten Ingwer (optional)

ANWEISUNGEN
Alle Zutaten waschen und trocken tupfen. Von der Orange die Schale schälen oder abschneiden. Geben Sie alle Zutaten in einen Entsafter. Falls gewünscht, den Saft durch ein Sieb gießen.

31. Erdbeergasse

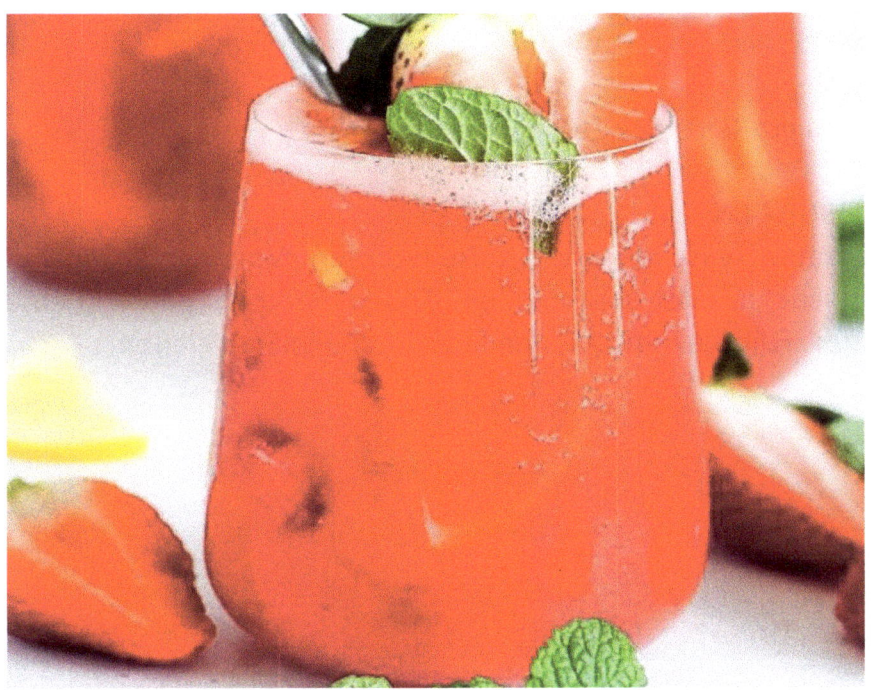

Macht: 1

4 Erdbeeren, geschält
⅓ Tasse Rüben
½ Zitrone
Ein ½ Zoll großes Stück geschälten Ingwer

ANWEISUNGEN

Alle Zutaten waschen und trocken tupfen. Von der Zitrone die Schale schälen oder abschneiden. Geben Sie alle Zutaten in einen Entsafter. Falls gewünscht, den Saft durch ein Sieb gießen.

32. **Pickup-Limette**

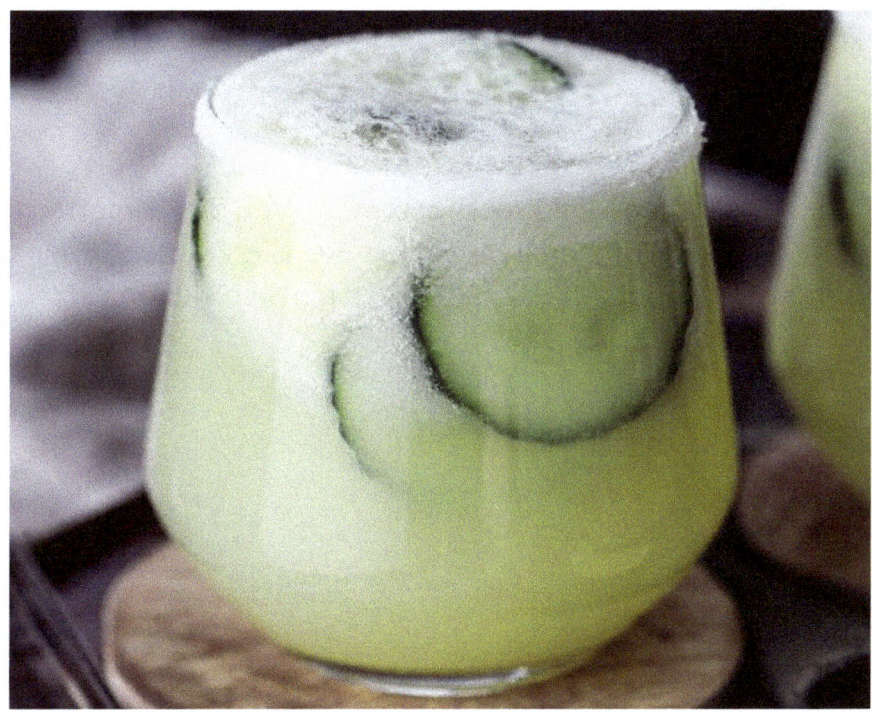

Macht: 1

⅓ Tasse Rüben
1 Gurke
¾ Limette

ANWEISUNGEN

Alle Zutaten waschen und trocken tupfen. Von der Limette die Haut schälen oder abschneiden. Geben Sie alle Zutaten in einen Entsafter. Falls gewünscht, den Saft durch ein Sieb gießen.

33. Gesundheitskicker

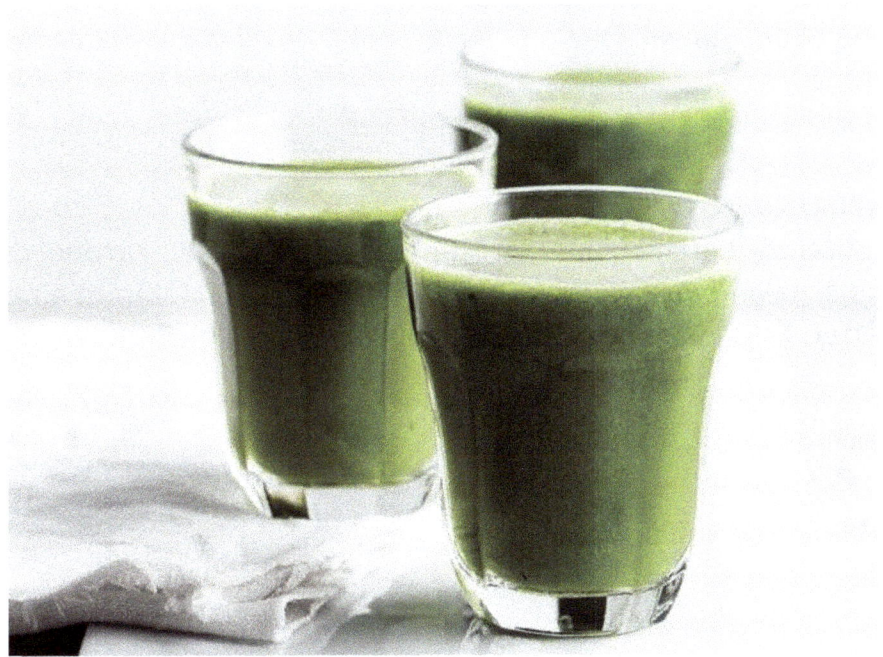

Macht: 1

3 Karotten oder ½ Tasse Karottensaft
½ Bund Grünkohl
¼ Zitrone
Ein ½ Zoll großes Stück geschälten Ingwer

ANWEISUNGEN

Alle Zutaten waschen und trocken tupfen. Von der Zitrone die Schale schälen oder abschneiden. Geben Sie alle Zutaten in einen Entsafter. Falls gewünscht, den Saft durch ein Sieb gießen.

34. Orangen-Geheimsaft

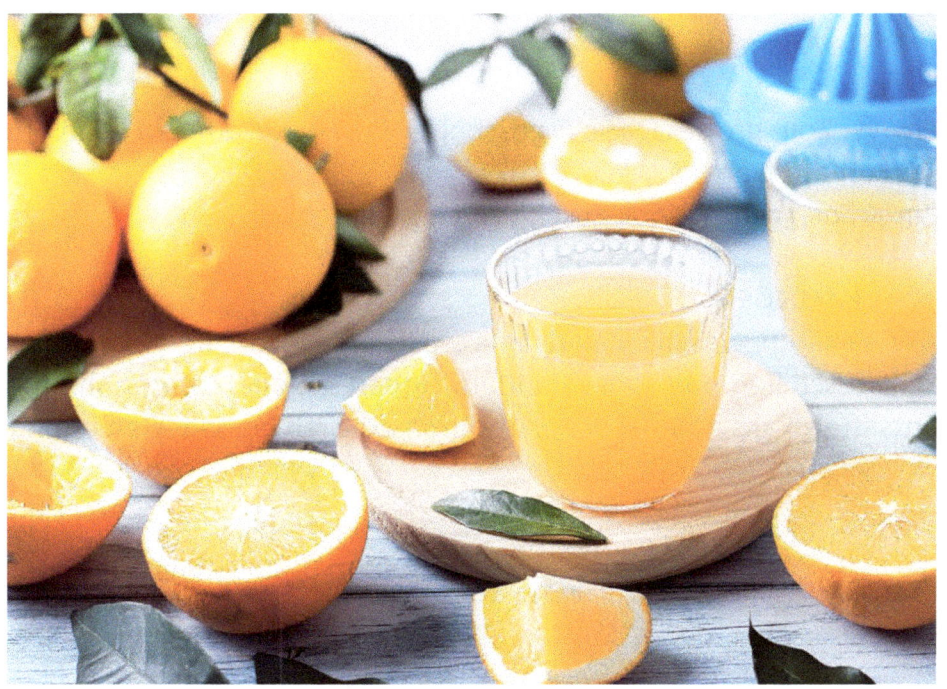

Macht: 1

2 Karotten
½ Tasse Ananas
½ Zitrone
Ein ½ Zoll großes Stück geschälte Kurkuma oder ¼ Teelöffel Kurkumapulver
Ein ½ Zoll großes Stück geschälten Ingwer

ANWEISUNGEN
Alle Zutaten waschen und trocken tupfen. Von der Zitrone die Schale schälen oder abschneiden. Geben Sie alle Zutaten in einen Entsafter. Falls gewünscht, Saft durch ein Sieb gießen. Genießen!

35. Rüben-Durstlöscher

Macht: 1

⅓ Tasse Rüben
¾ Gurke
1 Bund Grünkohl
¼ Zitrone

ANWEISUNGEN

Alle Zutaten waschen und trocken tupfen. Von der Zitrone die Schale schälen oder abschneiden. Geben Sie alle Zutaten in einen Entsafter. Falls gewünscht, den Saft durch ein Sieb gießen.

36. Karottenoberteil

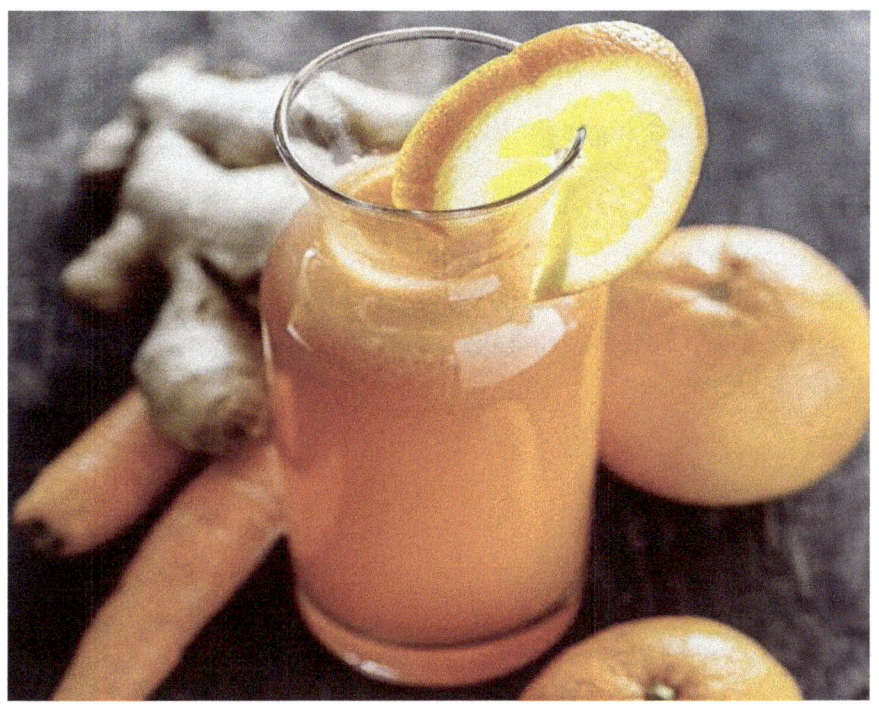

Macht: 1

½ Tasse Karottensaft (von etwa 4 Karotten)
½ Orange
¼ Limette
Ein ½ Zoll großes Stück geschälten Ingwer

ANWEISUNGEN
Alle Zutaten waschen und trocken tupfen. Von der Limette und der Orange die Schale schälen oder abschneiden. Geben Sie alle Zutaten in einen Entsafter. Falls gewünscht, den Saft durch ein Sieb gießen. Genießen!

37. **Popeye Spinatpunsch**

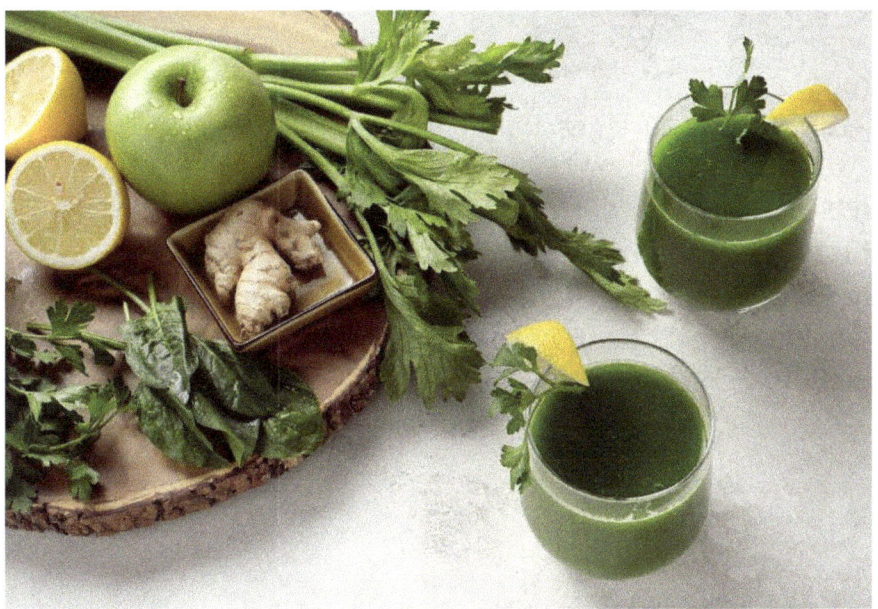

Macht: 1

2 Tassen Spinat, gut gewaschen
½ Orange
¼ Zitrone
Ein ¼-Zoll großes Stück geschälten Ingwer

ANWEISUNGEN
Alle Zutaten waschen und trocken tupfen. Von der Orange und der Zitrone die Schale schälen oder abschneiden. Geben Sie alle Zutaten in einen Entsafter. Falls gewünscht, den Saft durch ein Sieb gießen. Genießen!

38. Hauch von Minzsaft

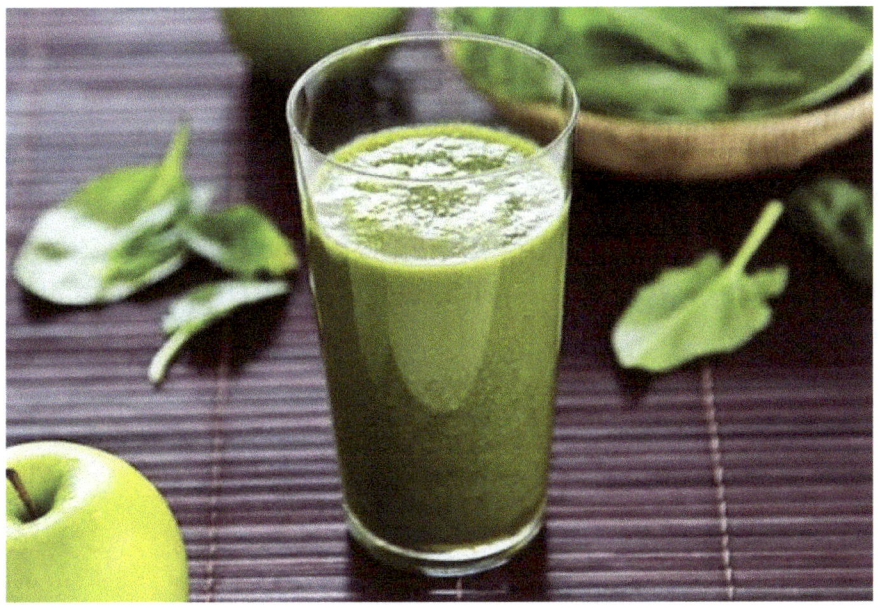

Macht: 1

1 Tasse verpackter Grünkohl
1 Tasse abgepackter Spinat, gut gewaschen
¾ Gurke
2 Esslöffel gehackte frische Minze

ANWEISUNGEN
Alle Zutaten waschen und trocken tupfen. Geben Sie alle Zutaten in einen Entsafter. Falls gewünscht, den Saft durch ein Sieb gießen. Genießen!

39. Geheimes Gewürz

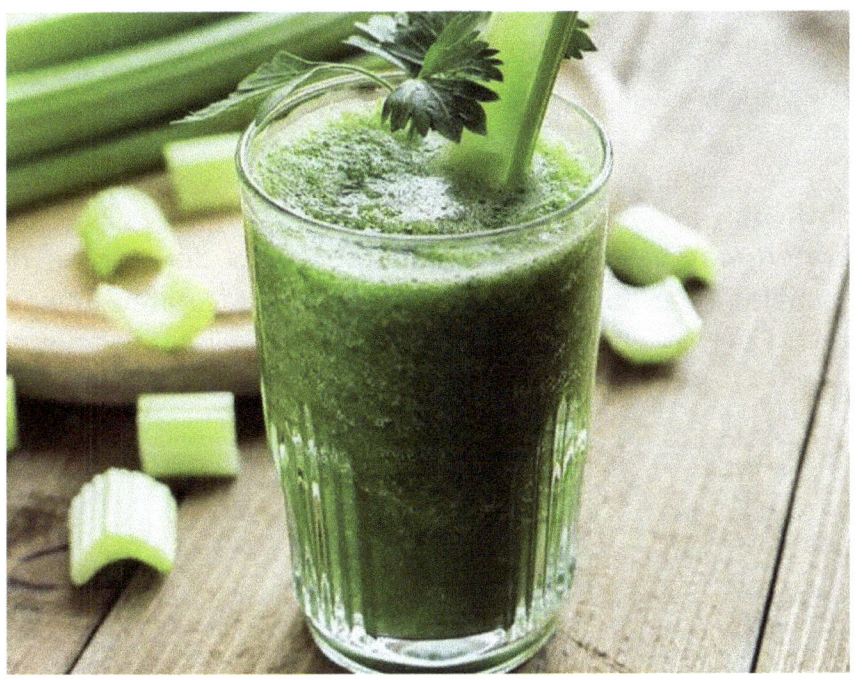

Macht: 1

¾ Gurke
1 Tasse verpackte Brunnenkresse
¼ Selleriestange
¼ Zitrone

ANWEISUNGEN
Alle Zutaten waschen und trocken tupfen. Von der Zitrone die Schale schälen oder abschneiden. Geben Sie alle Zutaten in einen Entsafter. Falls gewünscht, den Saft durch ein Sieb gießen. Genießen!

40. Saft in der Stadt

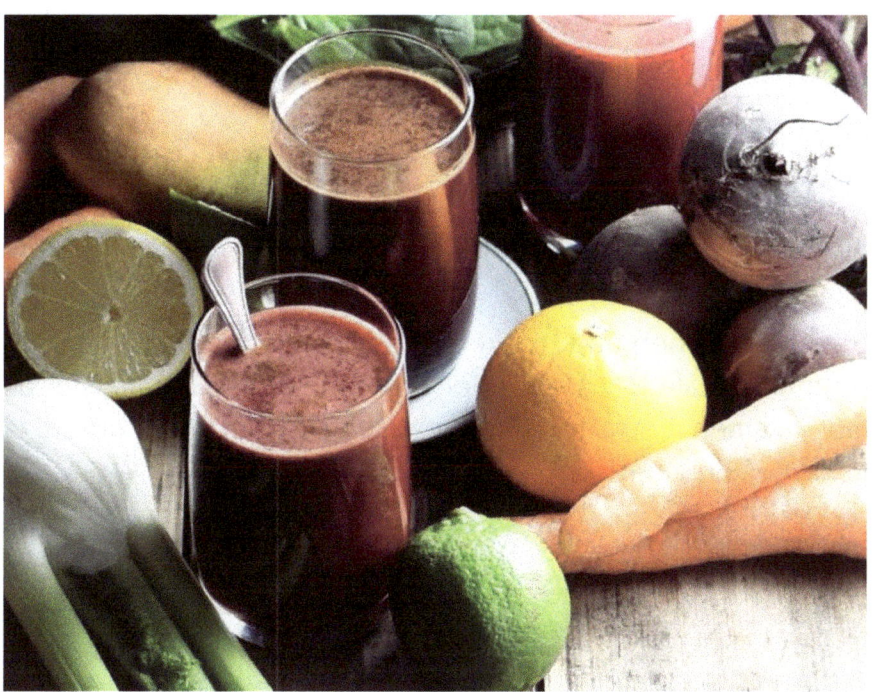

Macht: 1

⅓ Tasse Rüben
2 Karotten
½ Gurke
1 Tasse Spinat, gut gewaschen
½ Orange
¼ Zitrone

ANWEISUNGEN
Alle Zutaten waschen und trocken tupfen. Von der Orange und der Zitrone die Schale schälen oder abschneiden. Geben Sie alle Zutaten in einen Entsafter. Falls gewünscht, den Saft durch ein Sieb gießen. Genießen!

WÄRME UND BERUHIGENDGETRÄNKE

41. Goldener Milchlatte

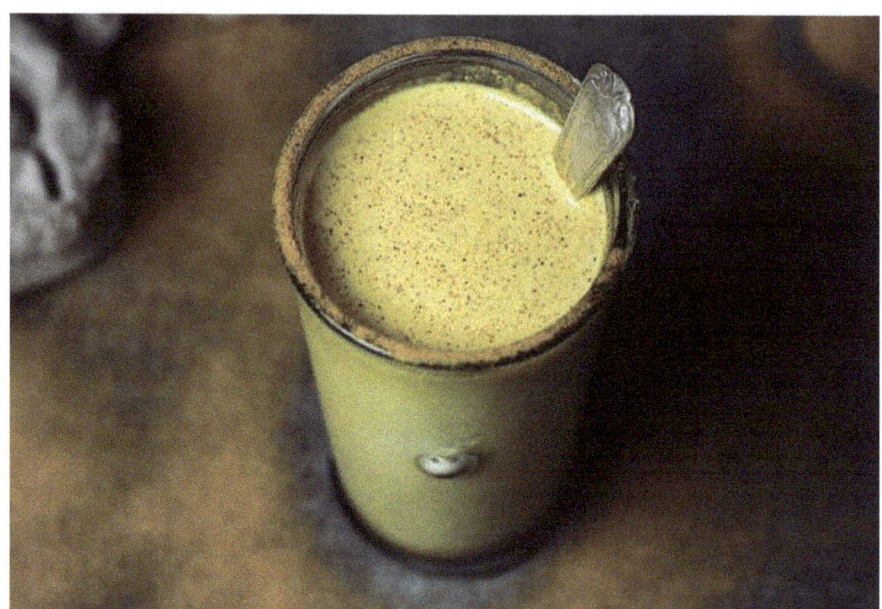

Macht: 1

1½ Tassen Mandelmilch
1 Esslöffel Kokosöl
1 Esslöffel reiner Ahornsirup
1 Teelöffel gemahlener Kurkuma
½ Teelöffel gemahlener Zimt oder 1 Zimtstange
Ein 1-Zoll-Stück geschälter Ingwer

ANWEISUNGEN
Die Mandelmilch in einem kleinen Topf bei mittlerer Hitze köcheln lassen. nicht kochen lassen. Alle restlichen Zutaten hinzufügen und unter Rühren etwa 2 Minuten kochen lassen. Den Ingwer entfernen.

42. Heiße Pfefferminzschokolade

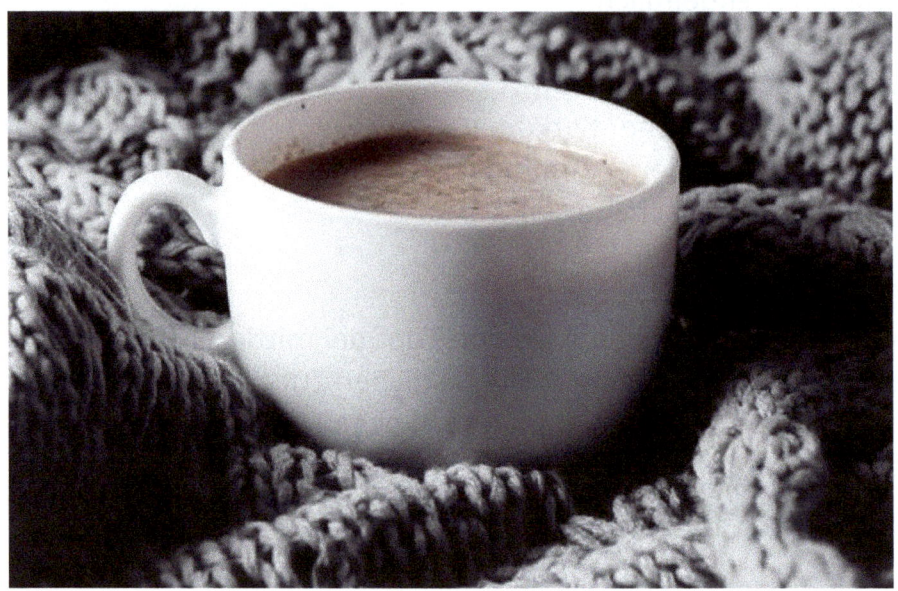

Macht: 1

1 Tasse Mandelmilch oder andere laktosefreie Milch (oder ½ Tasse Kokosmilch und ½ Tasse Mandelmilch oder andere laktosefreie Milch)
¼ Teelöffel Pfefferminzextrakt
2 gehäufte Teelöffel ungesüßtes Kakaopulver

ANWEISUNGEN
Erhitzen Sie die Milch in einem kleinen Topf bei schwacher Hitze oder in einer Milchaufschäummaschine. Kakaopulver und Pfefferminzextrakt hinzufügen und verrühren. Nicht kochen lassen.

43. **Nussiger Matcha Latte**

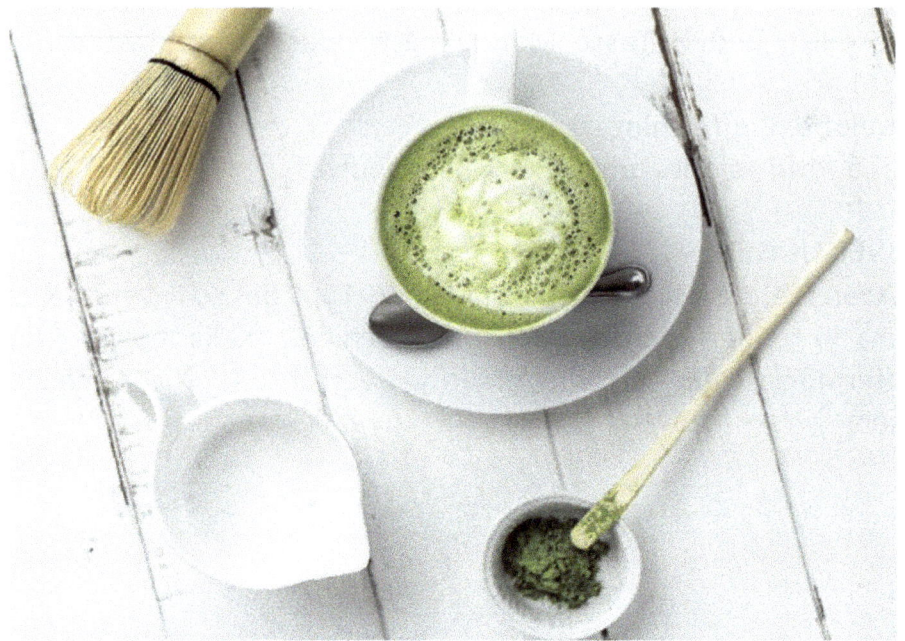

Macht: 1

- 1 Tasse Mandelmilch oder andere laktosefreie Milch
- 1 Teelöffel Matcha-Pulver
- ½ Teelöffel Kokosöl
- ⅛ Teelöffel Mandelextrakt

ANWEISUNGEN

a) Erhitzen Sie die Milch in einem kleinen Topf bei schwacher Hitze oder in einer Milchaufschäummaschine.
b) Matcha-Pulver, Kokosöl und Mandelextrakt hinzufügen und verrühren.

44. Chai Latte

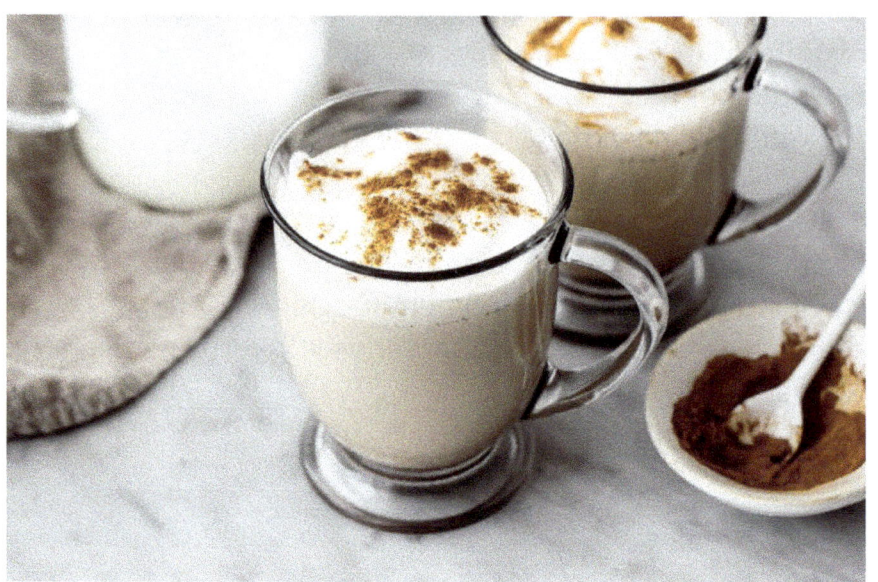

Macht: 1

- 1 Tasse Wasser
- ½ Tasse laktosefreie Milch oder Hafermilch
- 1 Beutel Schwarztee oder 2 Teelöffel loser Schwarztee
- 4 Kardamomkapseln
- 1 Zimtstange
- Ein 2,5 cm großes Stück geschälten Ingwer, in Scheiben geschnitten
- 3 schwarze Pfefferkörner
- ½ Teelöffel Fenchelsamen
- Zucker (optional)

ANWEISUNGEN

a) Wasser und Milch in einem kleinen Topf bei mittlerer Hitze zum Kochen bringen; nicht kochen lassen.
b) Alle restlichen Zutaten hinzufügen und unter Rühren 2 Minuten kochen lassen.
c) Die Mischung durch ein Sieb in einen Becher gießen und genießen.

45. Heiße Zitronen-Bauchhilfe

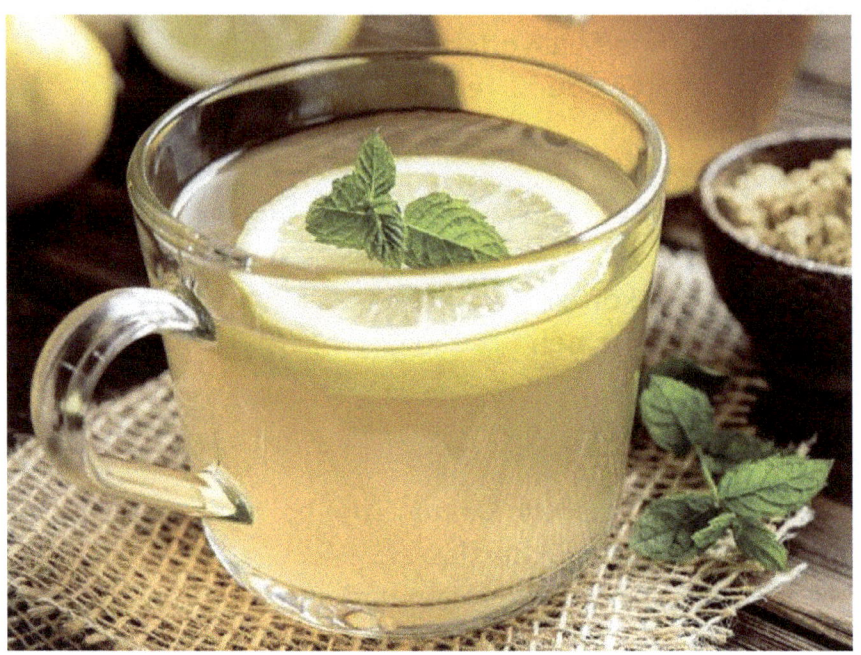

Macht: 1

1 Tasse Wasser
½ Teelöffel frischer Zitronensaft
2 Scheiben frischer Ingwer oder ½ Teelöffel Ingwersaft
Reiner Ahornsirup (optional)
Minze zum Garnieren (optional)

ANWEISUNGEN
Kochen Sie das Wasser in einem kleinen Topf, fügen Sie Zitronensaft, Ingwer und Ahornsirup (falls verwendet) hinzu. Wenn Sie geschnittenen Ingwer verwenden, lassen Sie ihn einige Minuten ziehen und nehmen Sie ihn dann vor dem Trinken heraus. Nach Belieben mit Minze garnieren.

46. Schokoladen-Orangen-Latte

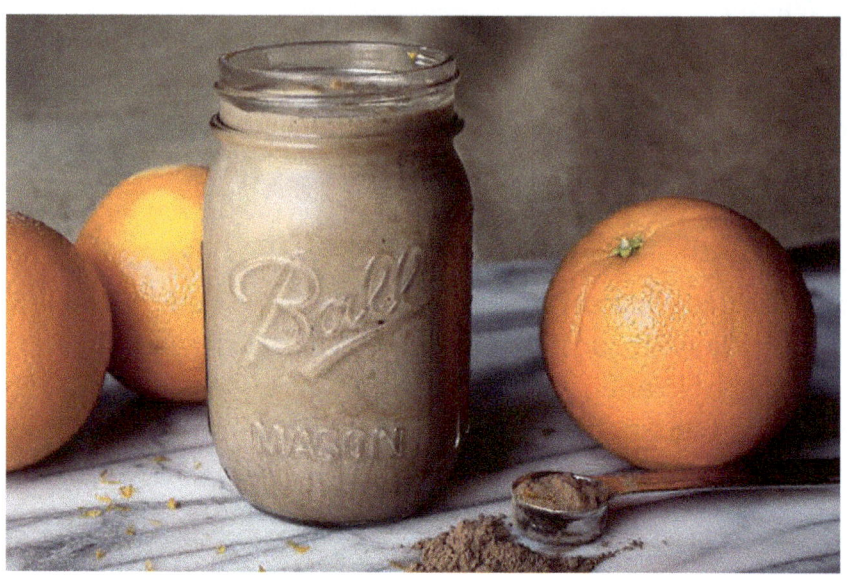

Macht: 1

1 Tasse laktosefreie Milch, Hafermilch, Mandelmilch oder Hanfmilch
2 gehäufte Teelöffel ungesüßtes Kakaopulver
½ Teelöffel Ingwersaft
¼ Teelöffel Orangenextrakt
Minze zum Garnieren (optional)

ANWEISUNGEN
Erhitzen Sie die Milch in einem kleinen Topf bei schwacher Hitze oder in einer Milchaufschäummaschine. Kakaopulver, Ingwersaft und Orangenextrakt hinzufügen und verrühren. Nach Belieben mit Minze garnieren.

47. Frischer Ingweraufguss

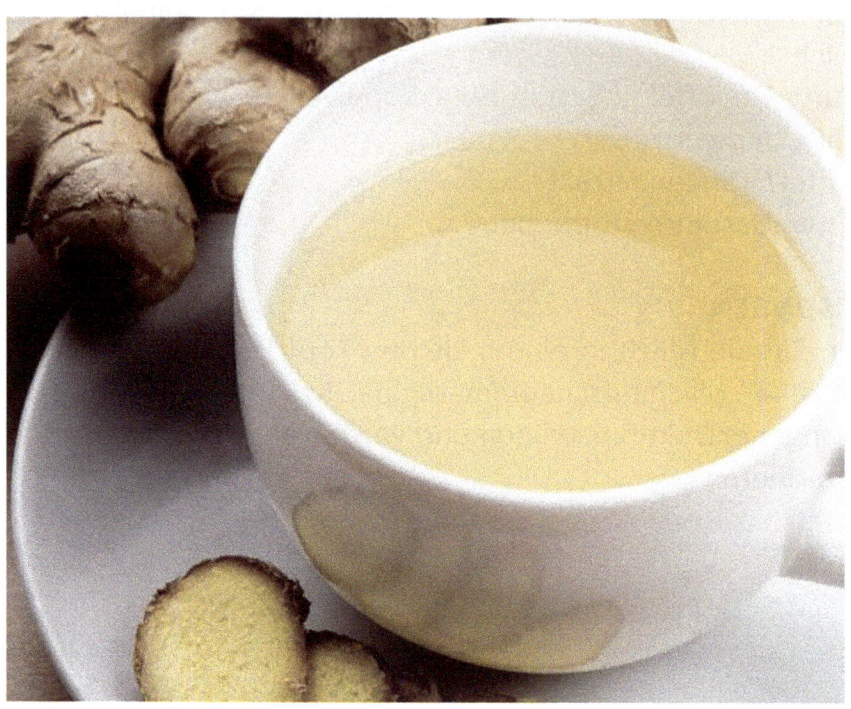

Macht: 1

1 Tasse Wasser
½ Teelöffel Ingwersaft oder mehrere Scheiben frischer Ingwer

ANWEISUNGEN

Kochen Sie das Wasser in einem kleinen Topf und geben Sie den Ingwer hinzu. Wenn Sie geschnittenen Ingwer verwenden, lassen Sie ihn einige Minuten ziehen und nehmen Sie ihn vor dem Trinken heraus.

48. **Goji-Beeren-Aufguss**

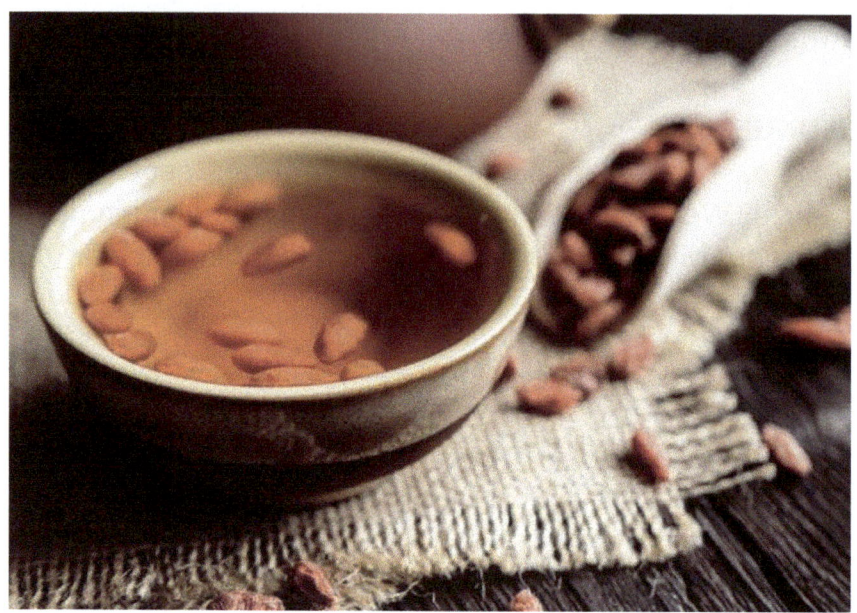

Macht: 1

1 Tasse Wasser
1 Esslöffel Goji-Beeren

ANWEISUNGEN

Kochen Sie das Wasser in einem kleinen Topf und fügen Sie einfach die Goji-Beeren hinzu. 5 Minuten ziehen lassen, die Goji-Beeren entfernen und den Aufguss genießen.

49. Kurkuma-Aufguss

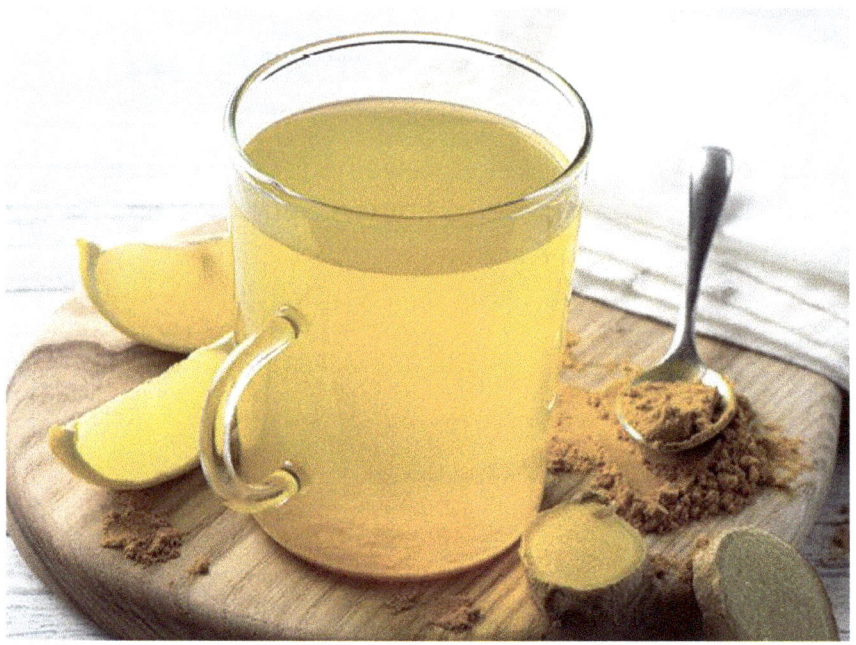

Macht: 1

1 Tasse Wasser
½ Teelöffel frischer Zitronensaft
½ Teelöffel geriebener frischer Ingwer
Prise Cayennepfeffer
1 Esslöffel geschälte Kurkuma oder ½ Teelöffel gemahlen

ANWEISUNGEN
Kochen Sie das Wasser in einem kleinen Topf und geben Sie die restlichen Zutaten hinzu. Wenn Sie frischen Kurkuma verwenden, lassen Sie ihn einige Minuten ziehen und nehmen Sie ihn vor dem Trinken heraus. Wenn Sie gemahlenes Kurkuma verwenden, rühren Sie es gut um, um es gleichmäßig zu vermischen.

50. <u>Entzündungshemmender Kakao</u>

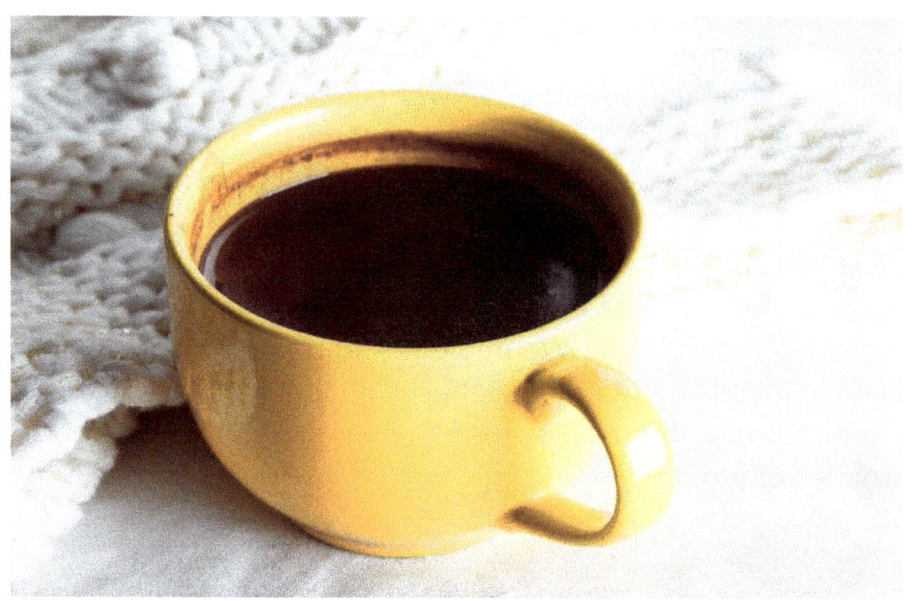

Macht: 1

1 Tasse laktosefreie Milch, Mandelmilch oder Hanfmilch
2 gehäufte Teelöffel ungesüßtes Kakaopulver
1 Teelöffel Kokosöl
½ Teelöffel gemahlener Kurkuma

ANWEISUNGEN
Erhitzen Sie die Milch in einem kleinen Topf bei schwacher Hitze oder in einer Milchaufschäummaschine. Kakaopulver, Kokosöl und Kurkuma hinzufügen und verrühren.

51. Ingwer-Kaffee-Latte

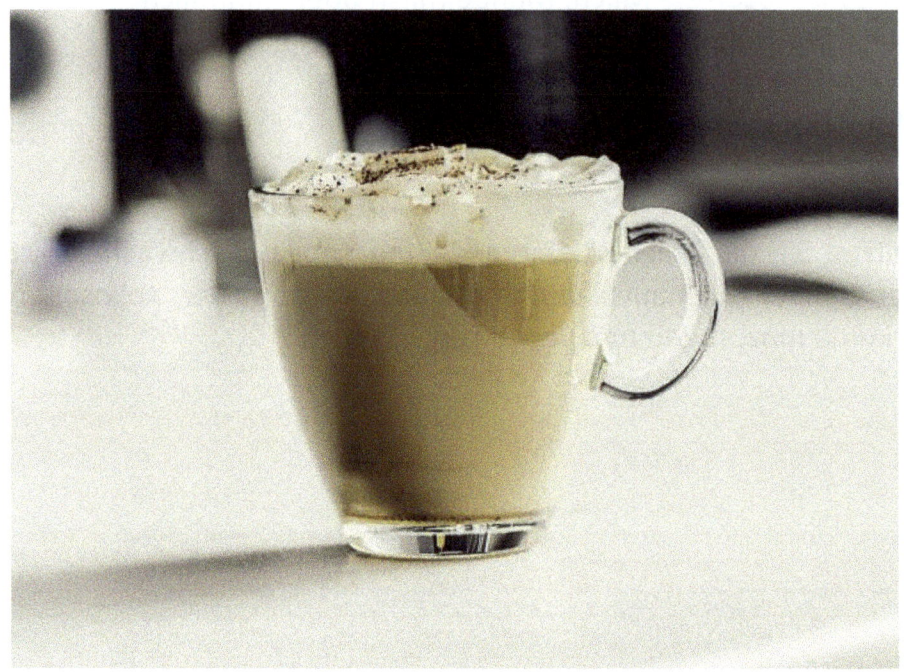

Macht: 1

½ Tasse laktosefreie Milch, Hanfmilch oder Mandelmilch
1 Esslöffel Ingwersaft
1 Tasse gebrühter Kaffee

ANWEISUNGEN
Die Milch in einem kleinen Topf bei schwacher Hitze erhitzen und den Ingwersaft hinzufügen. Die aromatisierte Milch zum gebrühten Kaffee geben und umrühren.

KÜHL UND ERFRISCHENDGETRÄNKE

52. Chia-Auffrischung

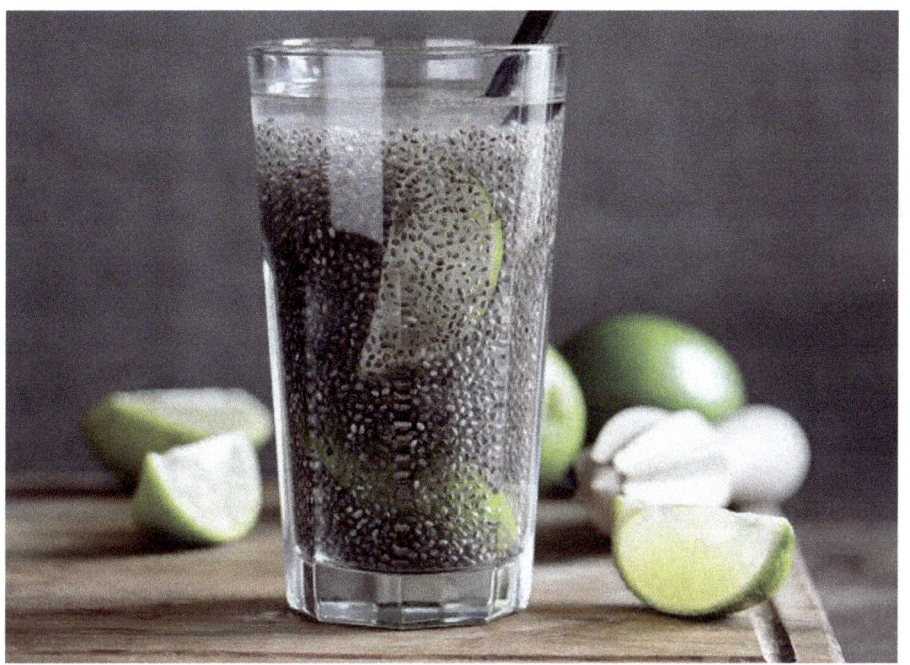

Macht: 1

4 Unzen Kokoswasser
6 Unzen Wasser
1 Unze frischer Limettensaft
1 Esslöffel Chiasamen

ANWEISUNGEN
Geben Sie alle flüssigen Zutaten in ein großes Glas und verrühren Sie die Chia-Samen unter. Lassen Sie es dann etwa 20 Minuten lang stehen, damit sich die Chia-Samen im Getränk ausdehnen können. Vor dem Servieren noch einmal verquirlen.

53. Chia-Twist

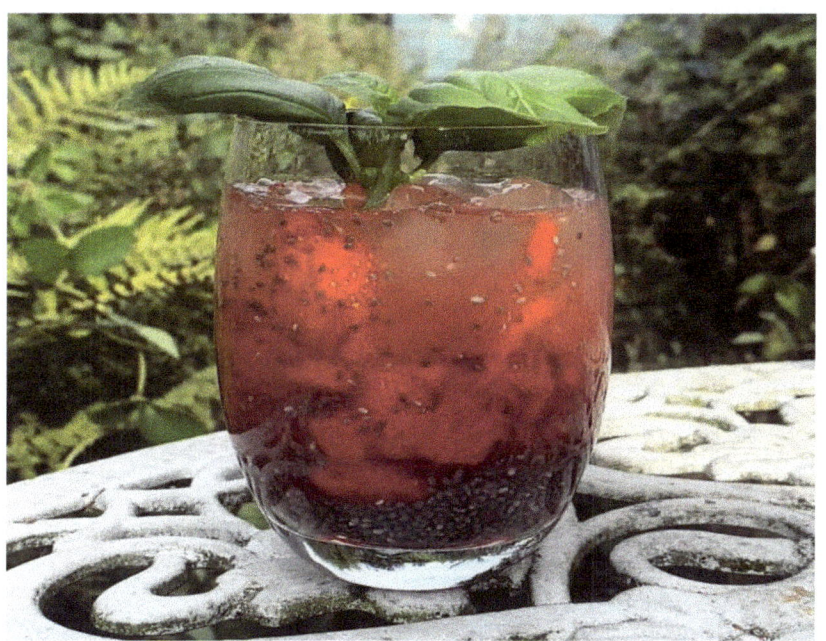

Macht: 1

4 Unzen Kokoswasser
6 Unzen Wasser
1 Unze Ananassaft
1 Teelöffel frischer Zitronensaft
1 Esslöffel Chiasamen

ANWEISUNGEN
Geben Sie alle flüssigen Zutaten in ein großes Glas und verquirlen Sie die Chia-Samen. Lassen Sie sie dann etwa 20 Minuten lang stehen, damit sich die Chia-Samen im Getränk ausdehnen können. Vor dem Servieren noch einmal verquirlen.

54. Spa-Wasser

Ergibt: 6 BIS 8

2 Liter Selters
½ Tasse dünn geschnittene persische Gurke
½ Tasse dünn geschnittene Kumquats

ANWEISUNGEN

Geben Sie alle Zutaten in einen Krug und stellen Sie sie vor dem Servieren mindestens eine Stunde lang in den Kühlschrank.

55. Spirulina-Lächeln

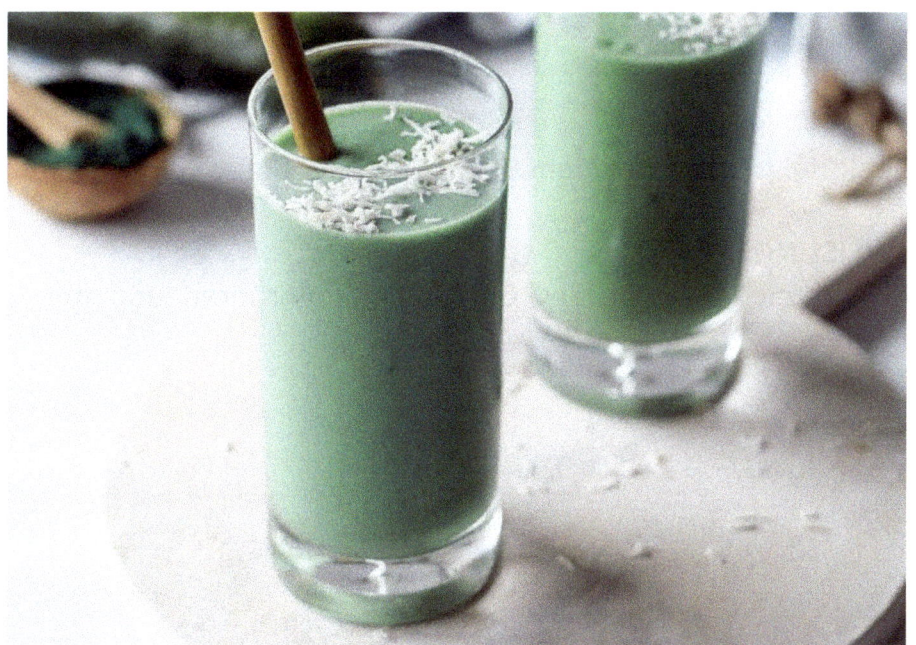

Macht: 1

1 Tasse Limonade
1 Teelöffel Apfelessig
½ Teelöffel Spirulina
½ Teelöffel Ingwersaft
½ Teelöffel frischer Zitronensaft

ANWEISUNGEN
Alle Zutaten in ein großes Glas geben, umrühren und mit Eis servieren.

56. Limonade für flachen Magen

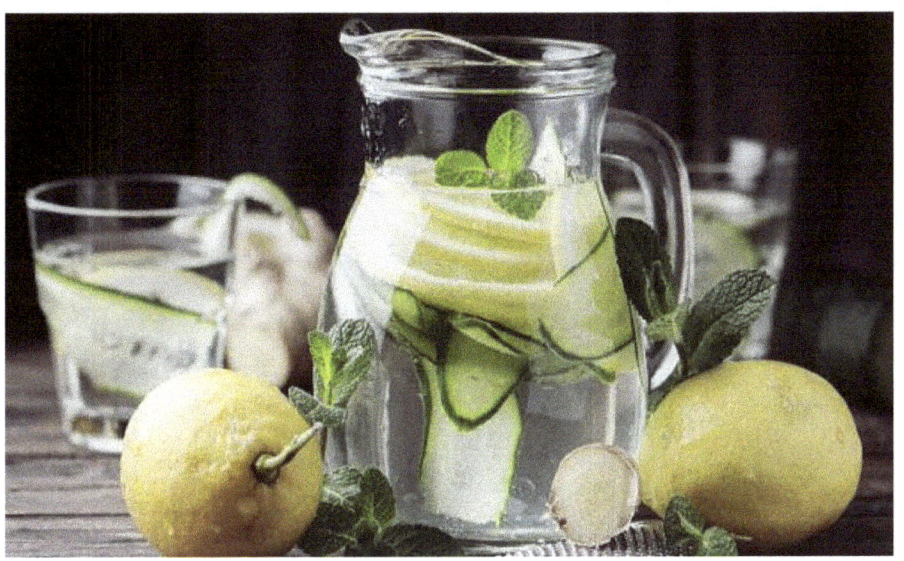

Macht: 1

- 1 Tasse Mineralwasser
- ½ Teelöffel gemahlener Kurkuma
- 1 Teelöffel frischer Zitronensaft
- 1 Teelöffel reiner Ahornsirup

ANWEISUNGEN

a) Alle Zutaten in ein großes Glas geben, umrühren und mit Eis servieren.

57. Kurkuma-Minze

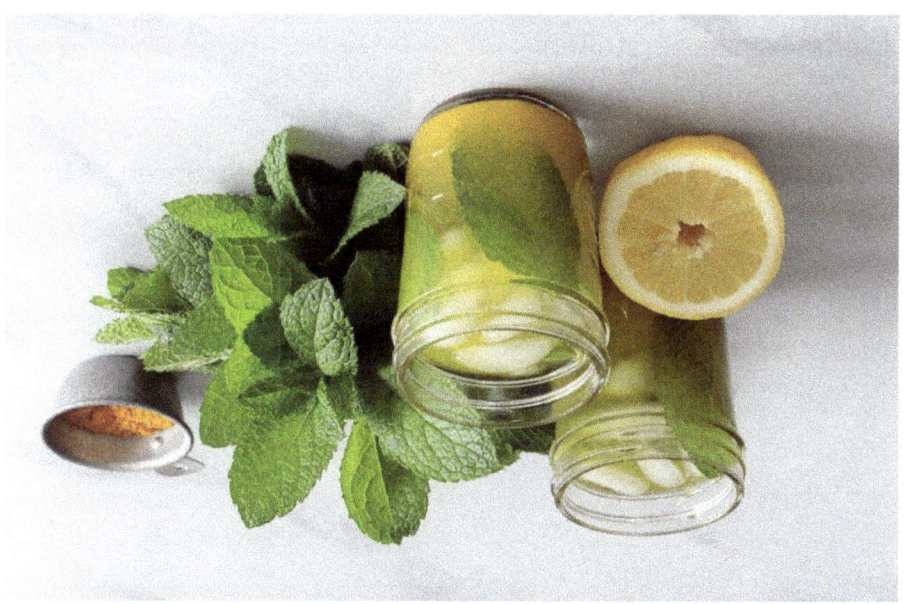

Macht: 1

1½ Tassen Limonade
2 Esslöffel Minze, zerstoßen
¼ Teelöffel gemahlener Kurkuma

Alle Zutaten in ein großes Glas geben und verrühren. Mit Eis servieren.

58. Geeister Kakao-Latte

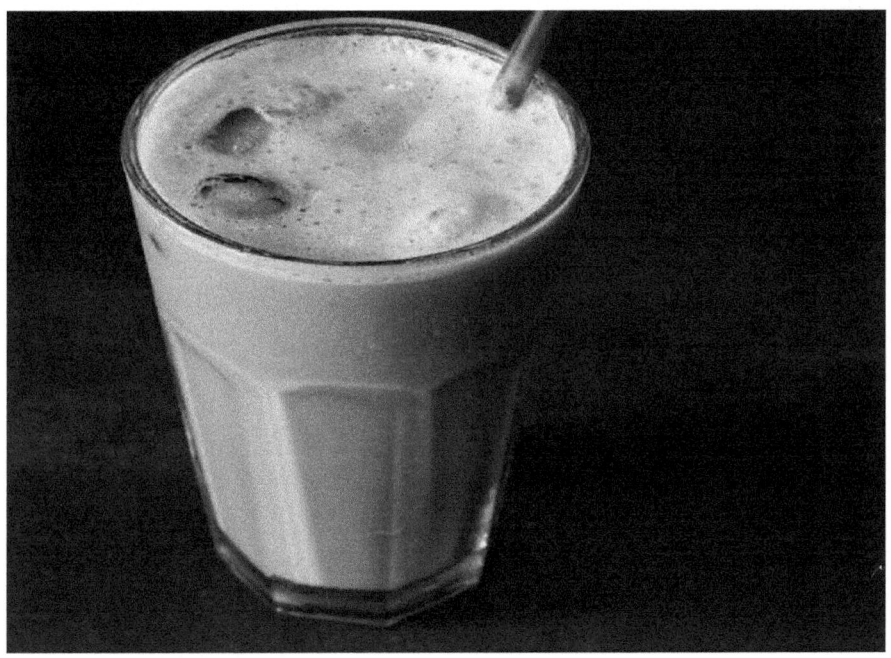

Macht: 1

1 Tasse Hafermilch oder andere laktosefreie Milch
2 gehäufte Teelöffel ungesüßtes Kakaopulver
½ Teelöffel gemahlener Zimt
¼ Teelöffel reiner Vanilleextrakt

ANWEISUNGEN
Die Milch in einem kleinen Topf bei mittlerer Hitze erhitzen und die restlichen Zutaten unterrühren. Im Kühlschrank abkühlen lassen und zum Servieren auf Eis gießen.

Tonika

59. Zitronen-Ingwer-Twist

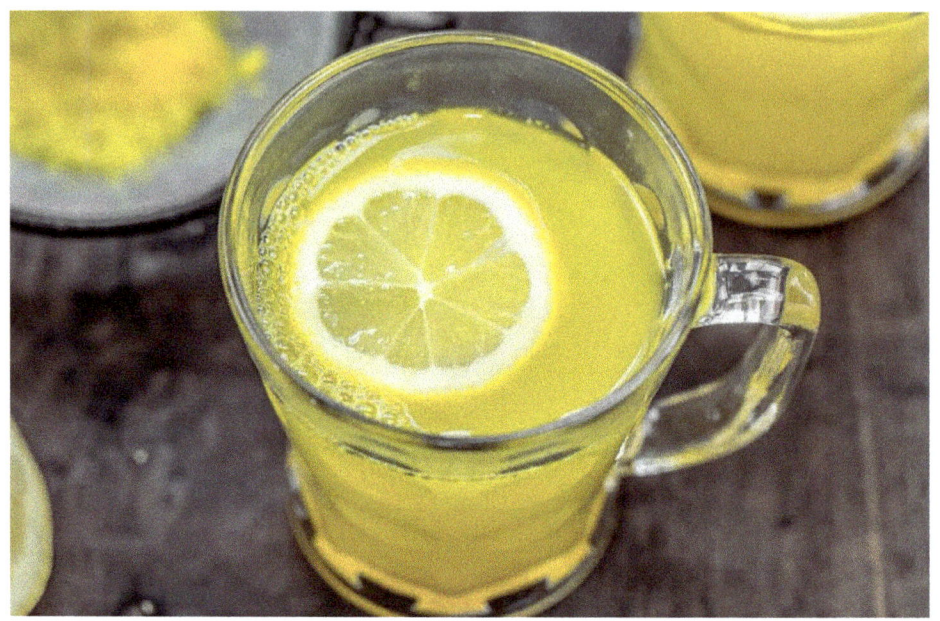

Ergibt 1 Portion

1 Teelöffel frischer Zitronensaft
½ Teelöffel Ingwersaft
1 Unze Kokoswasser

ANWEISUNGEN
Kombinieren und servieren.

60. Limette Zing

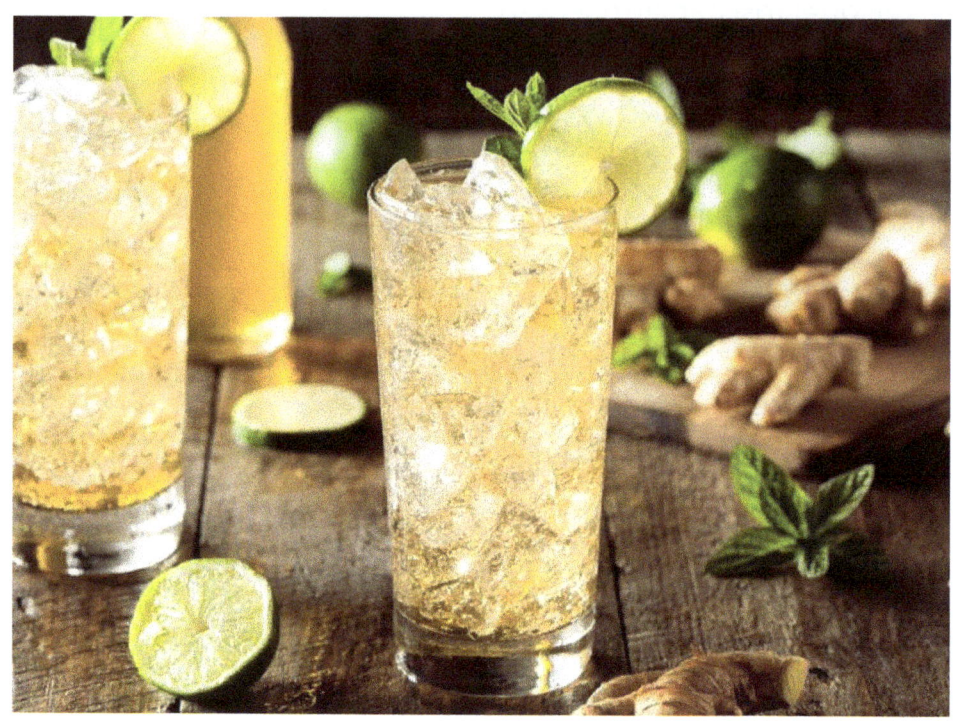

Ergibt 1 Portion

1 Teelöffel frischer Limettensaft
⅛ Teelöffel gemahlener Kurkuma
1 Unze Kokoswasser

ANWEISUNGEN
Kombinieren und servieren.

61. Rüben-Le-Saft

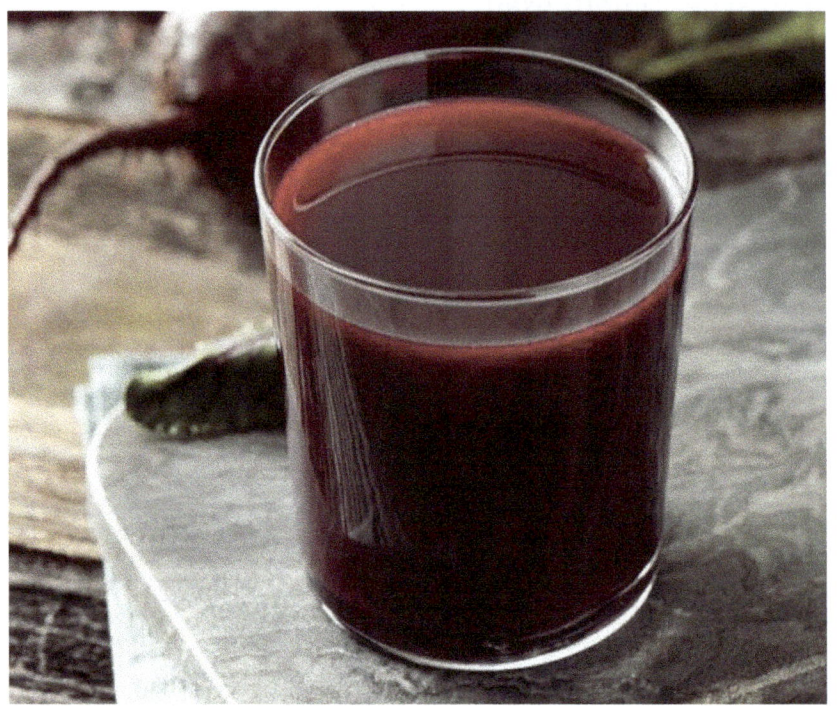

Ergibt 1 Portion

1 Unze Rübensaft
½ Teelöffel Ingwersaft

ANWEISUNGEN
Kombinieren und servieren.

62. Ananas-Ingwer-Elixier

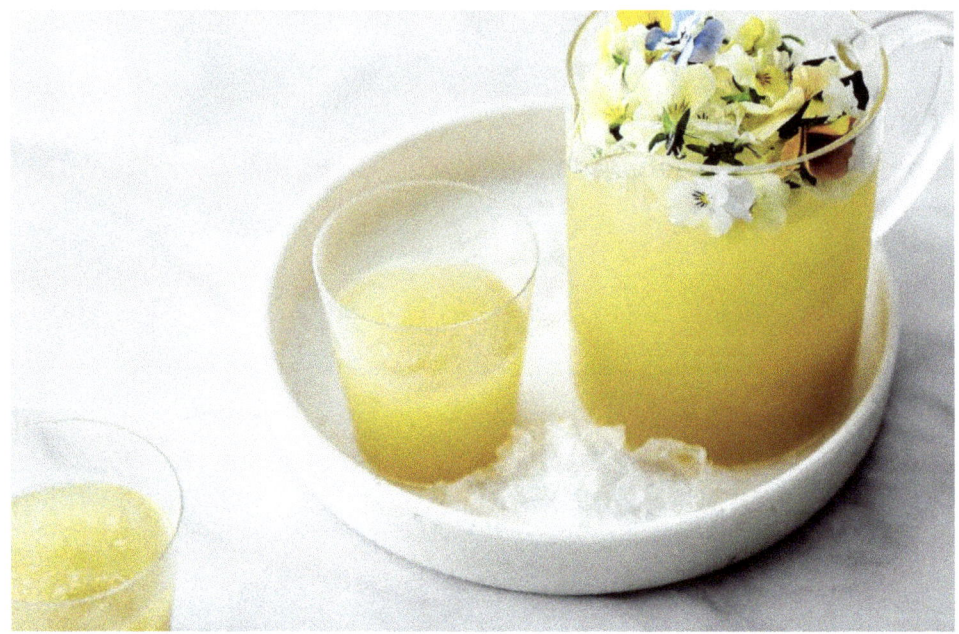

Ergibt 1 Portion

1 Unze Ananassaft
½ Teelöffel Ingwersaft

ANWEISUNGEN
Kombinieren und servieren.

63. Kurkuma-Orange

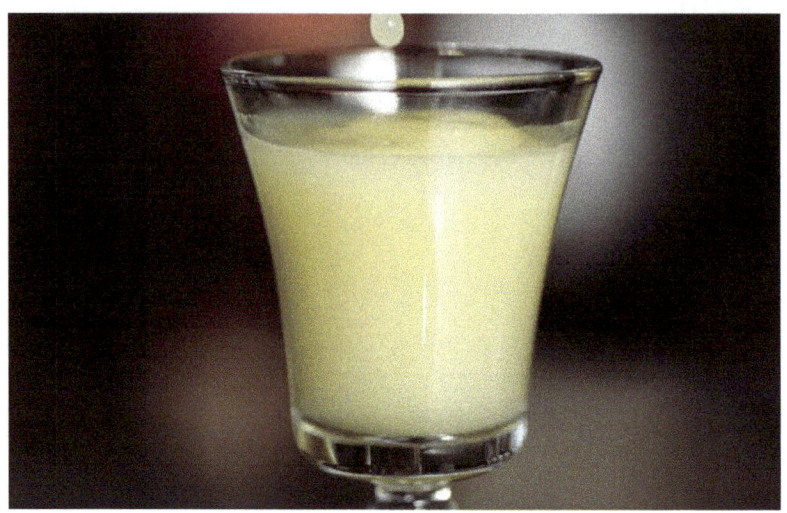

Ergibt 1 Portion

1 Unze frischer Orangensaft
⅛ Teelöffel gemahlener Kurkuma
¼ Teelöffel frischer Limettensaft
¼ Teelöffel Ingwersaft

ANWEISUNGEN
Kombinieren und servieren.

64. **Zitrusgift**

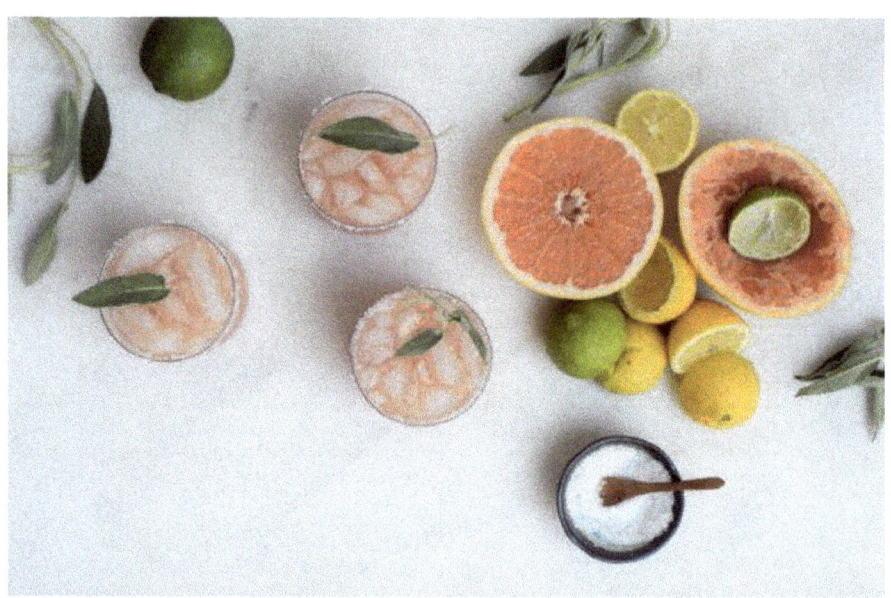

Ergibt 1 Portion

¼ Teelöffel Ingwersaft
1 Unze Orangensaft
½ Teelöffel Zitronensaft
Prise Cayennepfeffer

ANWEISUNGEN
Kombinieren und servieren.

65. Fenchel-Elixier

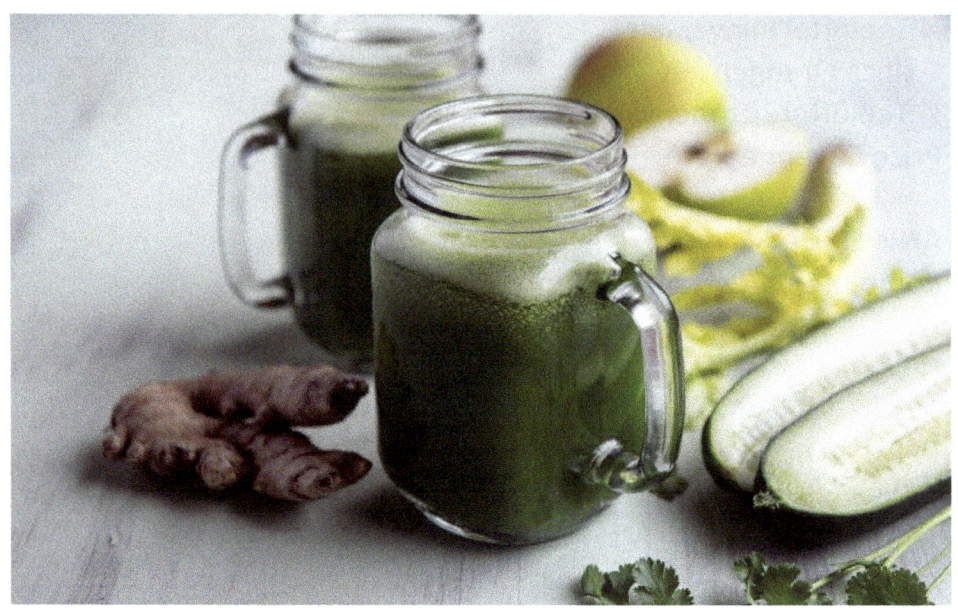

Ergibt 1 Portion

½ Unze Gurkensaft
½ Unze Fenchelsaft
¼ Teelöffel Ingwersaft

ANWEISUNGEN
Kombinieren und servieren.

66. Kurkuma-Karotten-Elixier

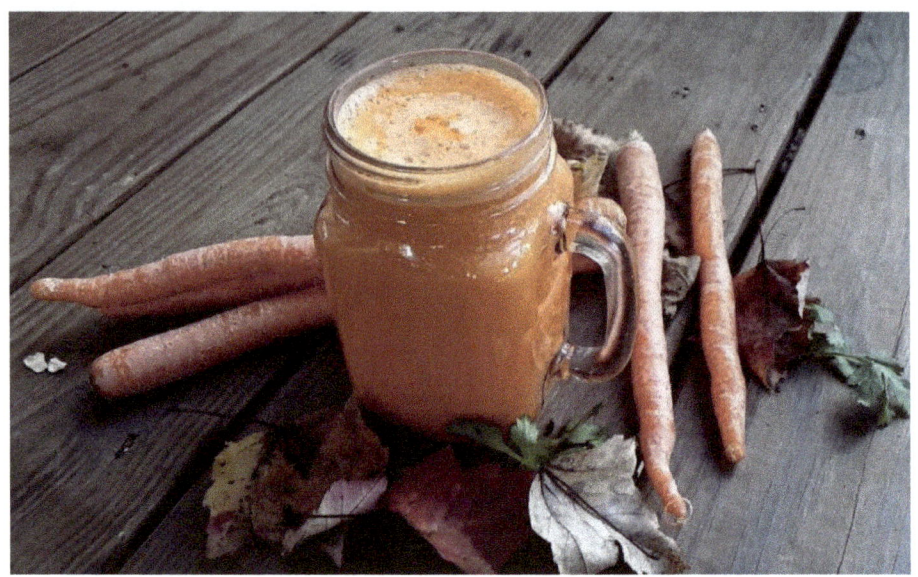

Ergibt 1 Portion

1 Unze Karottensaft
¼ Teelöffel gemahlener Kurkuma

ANWEISUNGEN
Kombinieren und servieren.

COCKTAILS UND MOCKTAILS

67. Ingwer-Limetten-Wodka-Cocktail

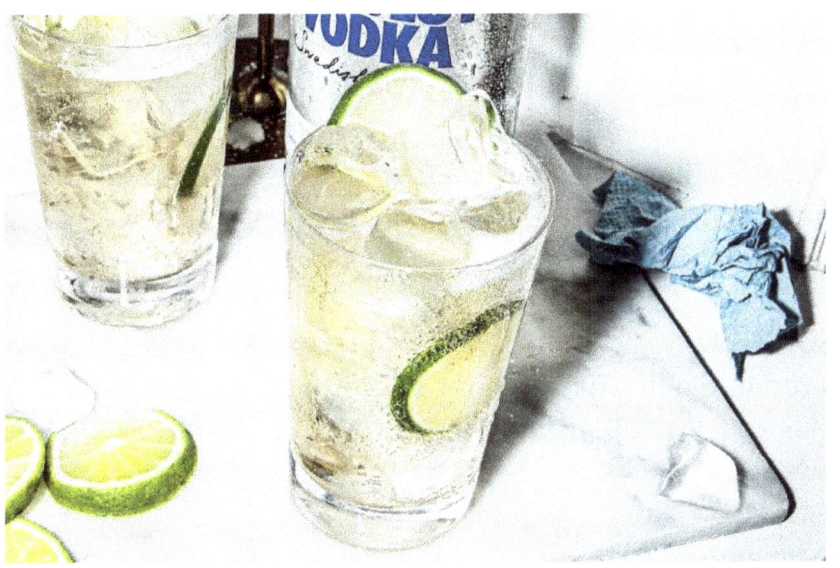

Macht: 1

1 Unze Wodka (optional)
1 Unze Kokoswasser
3 Unzen Mineralwasser (verwenden Sie 4 Unzen, wenn Sie keinen Alkohol verwenden)
1 Teelöffel einfacher Ingwersirup (optional, siehe Rezept unten)
2 Teelöffel frischer Limettensaft
Minze zum Garnieren (optional)

ANWEISUNGEN
Alle Zutaten in einem Rührglas mit Eis vermischen und umrühren. In ein Glas mit Eis füllen, mit Minze (falls verwendet) garnieren und servieren.

Einfacher Ingwersirup
Zum Süßen von Cocktails verwende ich gerne einen einfachen Sirup mit Ingwergeschmack, der ganz einfach zuzubereiten ist. So bereiten Sie eine Menge zu, die Sie für verschiedene Dinge verwenden können: Geben Sie ¼ Tasse Zucker in eine Schüssel. Gießen Sie eine halbe Tasse kochendes Wasser hinein und rühren Sie alles um. Zum Würzen 1 Teelöffel frischen Ingwersaft oder einige geschnittene Ingwerstücke hinzufügen und ruhen lassen. Durch die Zugabe von Ingwersaft erhält man einen kräftigeren Ingwergeschmack. Um Ingwersaft herzustellen, können Sie den Ingwer entweder von Hand reiben und die Flüssigkeit auffangen, oder Sie können ihn in einer Entsaftermaschine zubereiten. Wenn Sie geschnittenen Ingwer verwenden, lassen Sie ihn mindestens 30 Minuten ruhen und entfernen Sie dann die Ingwerscheiben vor der Verwendung.

68. Tequila Ingwer

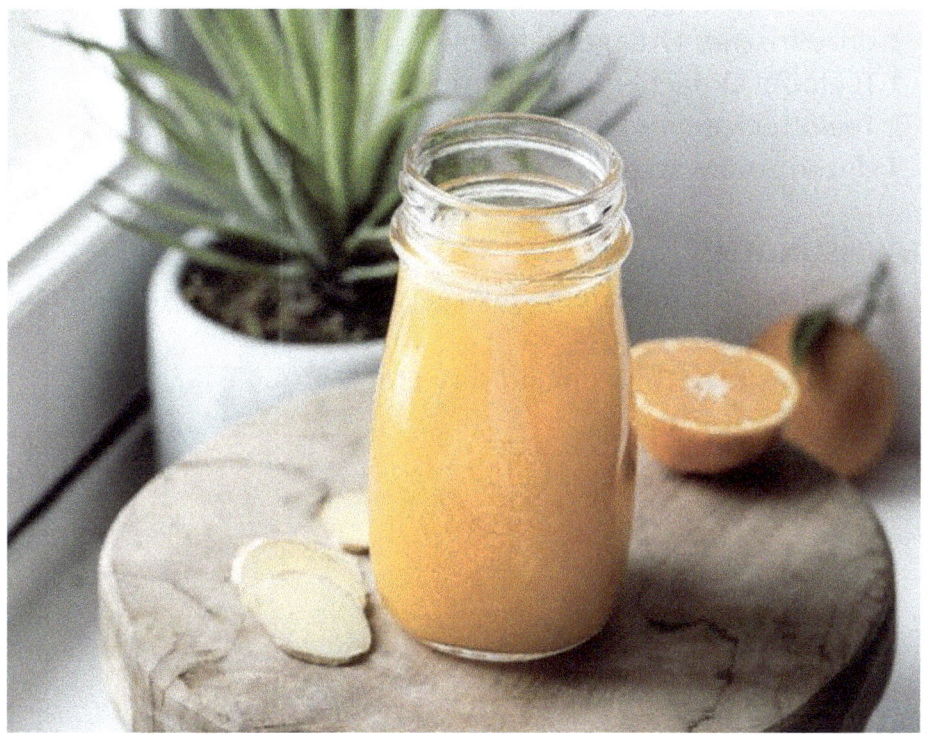

Macht: 1

- 1 Unze Tequila (optional)
- 1 Unze frischer Orangensaft
- 1 Teelöffel einfacher Ingwersirup
- 2 Teelöffel frischer Limettensaft
- 3 Unzen Sodawasser

ANWEISUNGEN
a) Alle Zutaten in einem Rührglas mit Eis vermischen und umrühren.
b) In ein Glas mit Eis füllen und servieren.

69. **Orange Kurkuma**

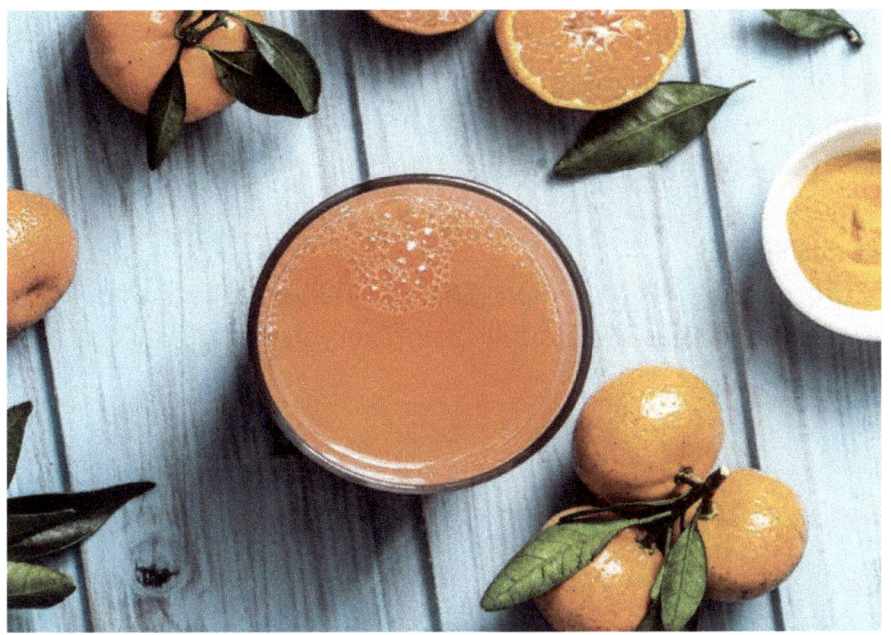

Macht: 1

1 Unze Wodka (optional)
2 Unzen frischer Orangensaft (verwenden Sie 3 Unzen, wenn Sie keinen Alkohol verwenden)
2 Unzen Kokoswasser
¼ Teelöffel gemahlener Kurkuma

ANWEISUNGEN
Alle Zutaten mit Eis in einen Cocktailshaker geben und kräftig schütteln. In ein Glas mit Eis füllen und servieren.

70. Goldener Sommertraum

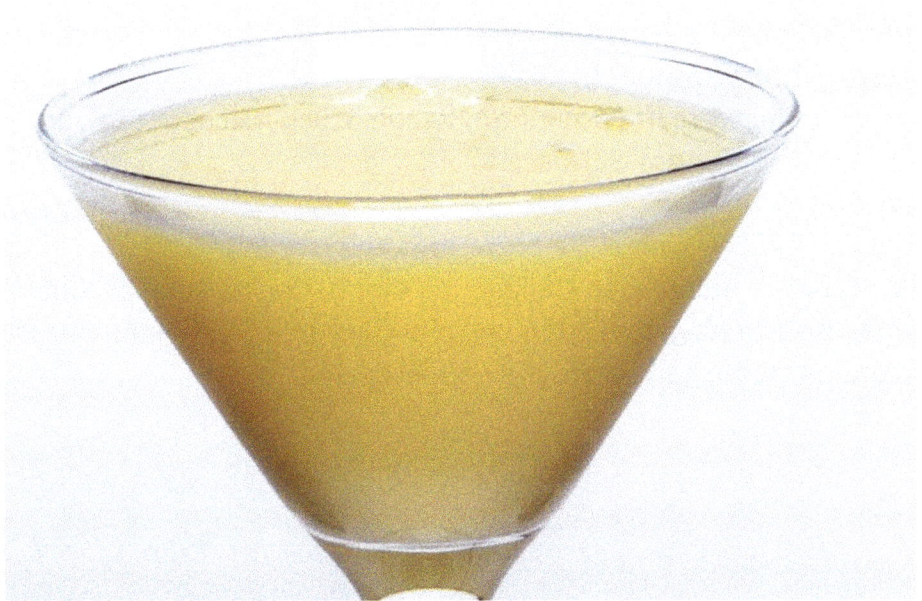

Macht: 1

3 Unzen frischer Karottensaft (verwenden Sie 4 Unzen, wenn Sie keinen Alkohol verwenden)
1 Unze Wodka (optional)
1 Esslöffel Ingwersaft (von einem ½-Zoll-Stück frischem Ingwer)
Zitronenscheibe zum Garnieren

ANWEISUNGEN
Alle Zutaten außer der Beilage in einen Cocktailshaker mit Eis geben und kräftig schütteln. In ein Glas mit Eis füllen, mit der Zitronenscheibe garnieren und servieren.

71. **Bitten Sie darum**

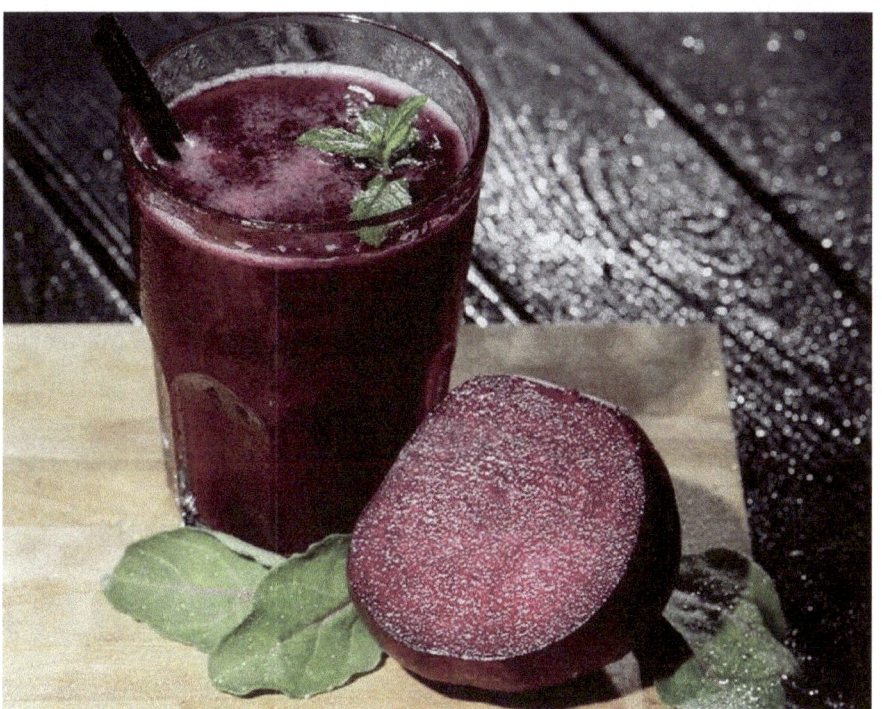

Macht: 1

1 Unze Wodka (optional)
2 Unzen Mineralwasser (verwenden Sie 3 Unzen, wenn Sie keinen Alkohol verwenden)
1½ Unzen Rübensaft
1½ Teelöffel frischer Limettensaft
Minze zum Garnieren (optional)

ANWEISUNGEN
Alle Zutaten in einem Rührglas mit Eis vermischen und umrühren. In ein Glas mit Eis füllen, mit Minze (falls verwendet) garnieren und servieren.

72. **Gin Ingwer-Rübe**

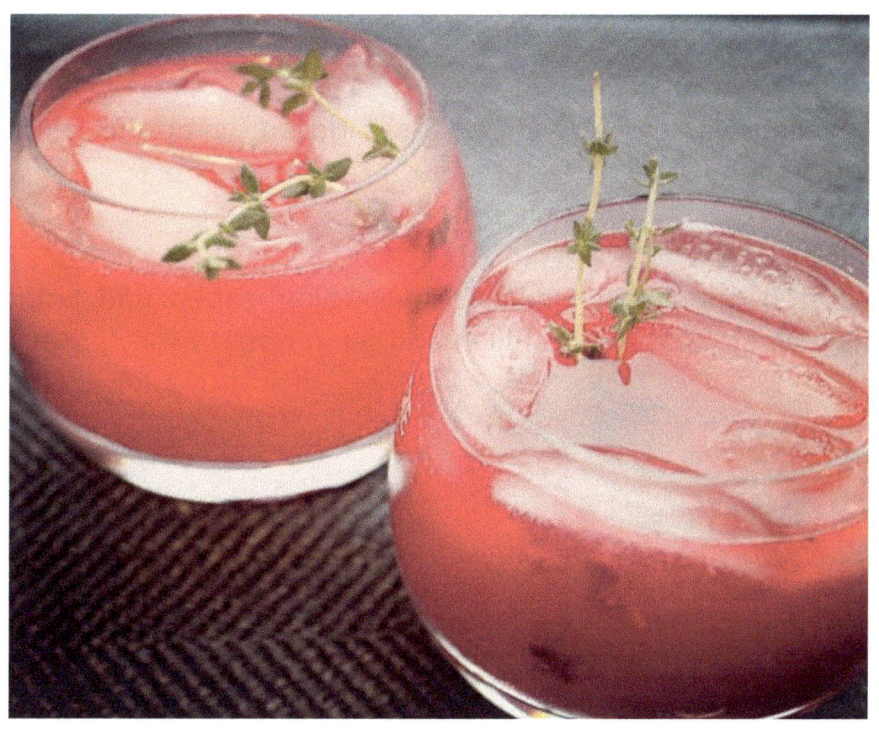

Macht: 1

1 Unze Gin (optional)
½ Teelöffel Ingwersaft
1½ Unzen Rübensaft
1 Unze Kokoswasser (verwenden Sie 2 Unzen, wenn Sie keinen Alkohol verwenden)

ANWEISUNGEN
Alle Zutaten mit Eis in einen Cocktailshaker geben und kräftig schütteln. In ein Glas mit Eis füllen und servieren.

73. Einfache Bloody Mary

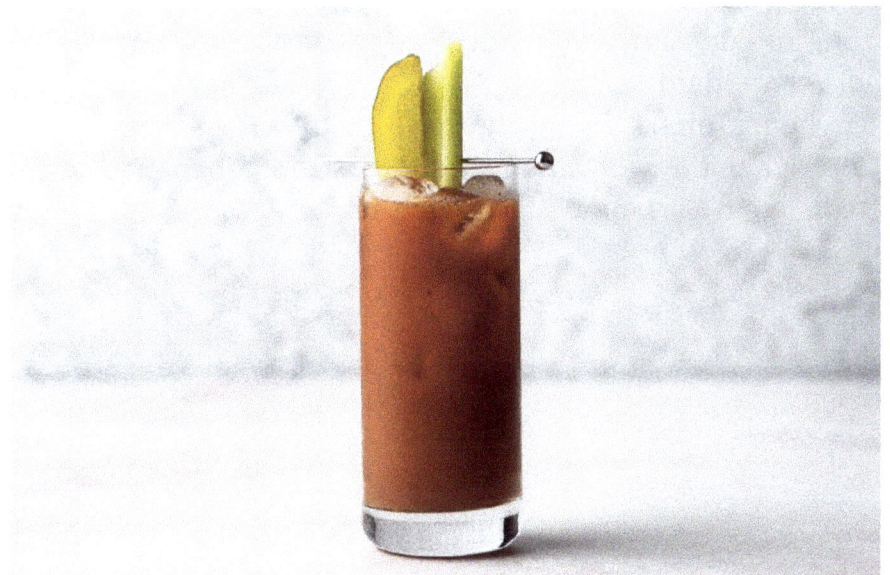

Macht: 1
1 Unze Wodka (optional)
1 Unze Selleriesaft
3 Unzen Tomatensaft (verwenden Sie 4 Unzen, wenn Sie keinen Alkohol verwenden)
Prise Cayennepfeffer
Alle Zutaten mit Eis in einen Cocktailshaker geben und kräftig schütteln. In ein Glas mit Eis füllen und servieren.

74. Zitronen-Rosmarin

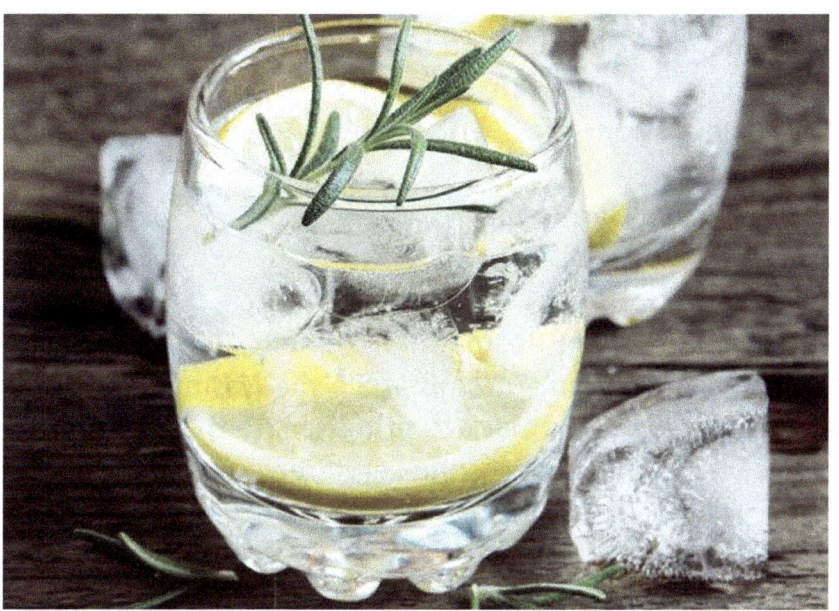

Macht: 1

1 Unze Wodka (optional)
3 Unzen Limonade (4 Unzen, wenn kein Alkohol verwendet wird)
2 Teelöffel frischer Zitronensaft
1 Teelöffel reiner Ahornsirup
1 Zweig Rosmarin
Zitronenscheibe zum Garnieren

ANWEISUNGEN
Alle Zutaten außer dem Rosmarin in einem Rührglas mit Eis vermischen und umrühren. Zerstoßen Sie die Rosmarinblätter im Servierglas, um mehr Geschmack zu entfalten. Den Drink über den Rosmarin gießen, Eis hinzufügen und servieren.

KOMBUCHA

75. **Ingwer-Kombucha**

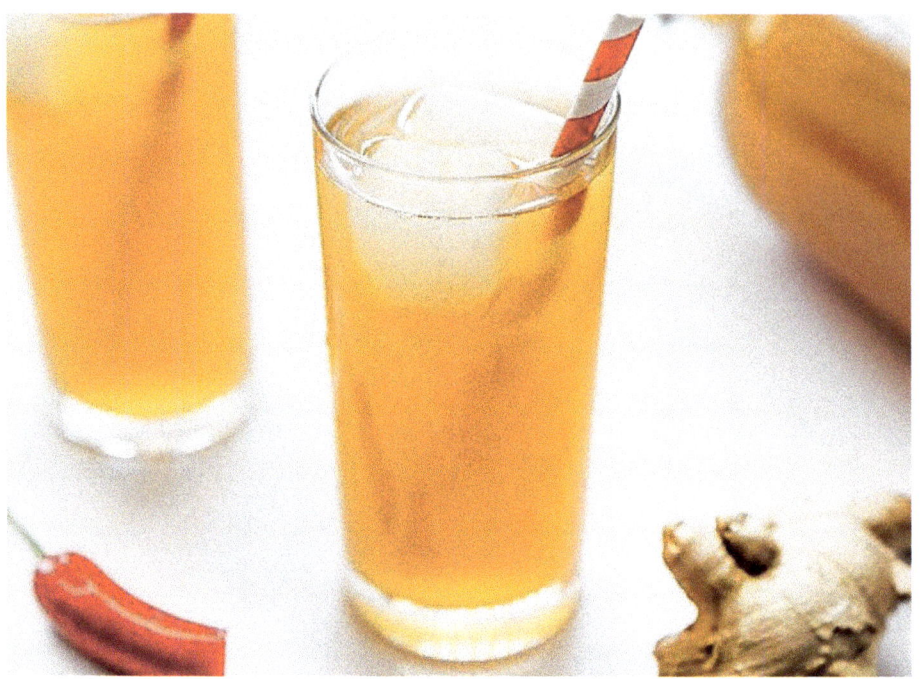

Macht: 2

ZUTATEN:
- 1½ Tassen Kombucha, jede Art
- 1-Zoll-Ingwerstück, geschält

ANWEISUNGEN:
a) Gießen Sie das Kombucha in ein Glas.
b) Reiben Sie den Ingwer mit einem Microplane, um ein feines Hackfleisch zu erhalten.
c) Legen Sie die Gitter in ein Käsetuch und drücken Sie den Saft aus den Gittern in das Glas.
d) Umrühren, die Hälfte der Mischung in ein zweites Glas gießen und servieren.

76. **Himbeer-, Birnen- und Ingwer-Kombucha**

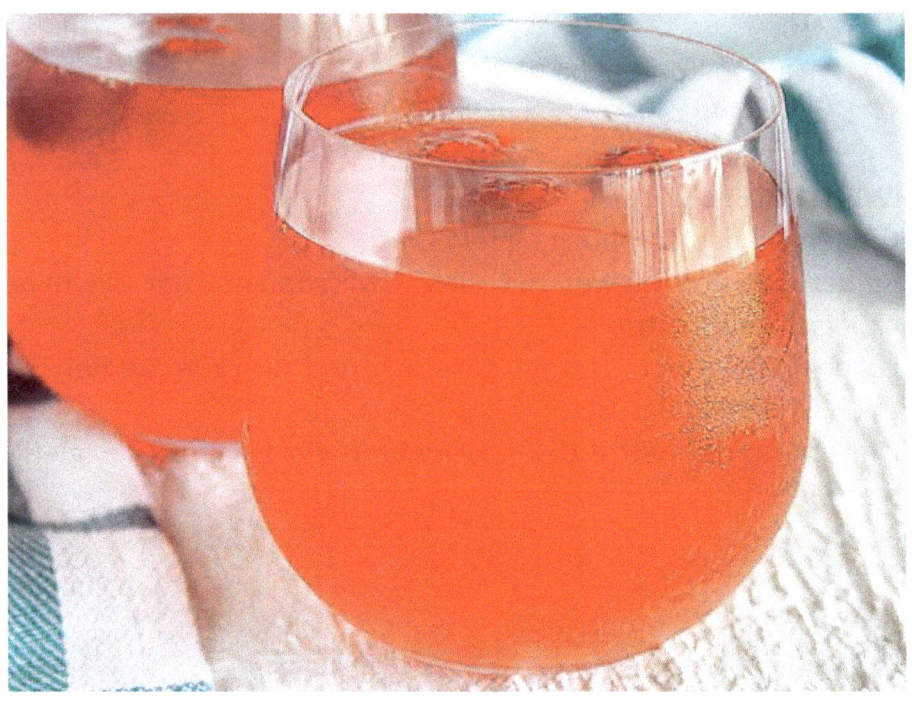

Ergibt: 1 Gallone

ZUTATEN:
- 2 Birnen, entkernt
- 1-Zoll-Ingwerstück, geschält
- 1 Tasse Himbeeren
- 14 Tassen Grüntee-Kombucha

ANWEISUNGEN:
a) Jede Birne in 8 Spalten schneiden.
b) Schneiden Sie den Ingwer in so viele Streifen, dass in jede Flasche 1 Stück passt.
c) Fügen Sie 2 Birnenspalten, 1 Ingwerscheibe und 3 oder 4 Himbeeren pro 16-Unzen-Flasche hinzu. Stellen Sie sicher, dass die Birnenspalten problemlos in die Flaschen passen, damit sie beim Reinigen der Flaschen problemlos herauskommen. Wenn die Stücke zu breit sind, schneiden Sie sie der Länge nach in Scheiben.
d) Füllen Sie die Flaschen mit einem Trichter mit dem Kombucha und lassen Sie in jedem Flaschenhals 2,5 cm Freiraum. Verschließen Sie jede Flasche fest.
e) Stellen Sie die Flaschen an einen warmen Ort (ca. 22 °C), um sie 48 Stunden lang zu gären.
f) 1 Flasche 6 Stunden lang im Kühlschrank lagern, bis sie vollständig abgekühlt ist. Öffnen Sie die Flasche und probieren Sie Ihr Kombucha. Wenn es zu Ihrer Zufriedenheit sprudelt, stellen Sie alle Flaschen in den Kühlschrank und servieren Sie es, sobald es gekühlt ist. Sobald die gewünschte Spritzigkeit und Süße erreicht ist, stellen Sie alle Flaschen in den Kühlschrank, um die Gärung zu stoppen.
g) Vor dem Servieren abseihen.

77. Wurzelbier Kombucha

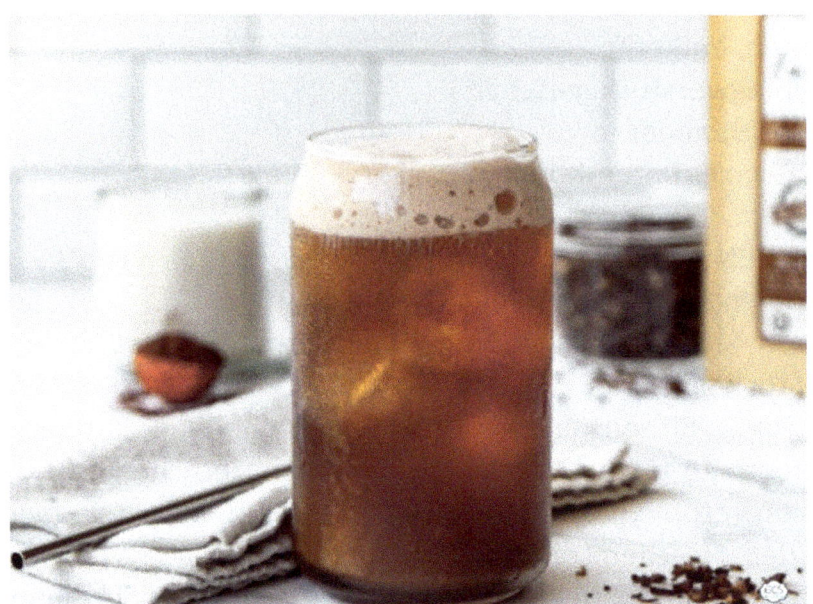

Ergibt: 1 Gallone

ZUTATEN:
FÜR DEN ROOT-BIER-INFUSION
- 6 Tassen Wasser
- 2 Unzen Sarsaparillawurzel
- ¼ Teelöffel wintergrüne Blätter
- 4 Unzen Rohrzucker
- 1 Esslöffel Melasse
- 1 Teelöffel Vanilleextrakt
- 2 Esslöffel frisch gepresster Limettensaft

FÜR DIE KOMBUCHA
- 3 Tassen Root-Beer-Aufguss
- 12 Tassen Schwarztee-Kombucha

ANWEISUNGEN:

UM DEN ROOT-BIER-INFUSION ZUBEREITEN

a) In einem mittelgroßen Topf Wasser, Sarsaparillawurzel und Wintergrünblätter zum Kochen bringen.

b) Die Hitze reduzieren und etwa 20 Minuten köcheln lassen.

c) Mit einem Drahtsieb die Kräuter aus der Flüssigkeit abseihen und die Kräuter wegwerfen.

d) Während die Flüssigkeit noch warm ist, Zucker, Melasse, Vanilleextrakt und Limettensaft hinzufügen,

e) rühren, bis sich der Zucker aufgelöst hat.

f) Bewahren Sie diesen Aufguss bis zu zwei Wochen in einem gut verschlossenen Glas im Kühlschrank auf. Das ergibt 6 Tassen.

UM DAS KOMBUCHA ZU INFOSIEREN

g) Geben Sie mit einem Trichter ⅓ Tasse des Root Beer-Aufgusses in jede 16-Unzen-Flasche.

h) Füllen Sie die Flaschen mit dem Kombucha und lassen Sie in jedem Flaschenhals 2,5 cm Freiraum. Dicht

i) Verschließen Sie jede Flasche.

j) Stellen Sie die Flaschen an einen warmen Ort (ca. 22 °C), um sie 48 Stunden lang zu gären.

k) 1 Flasche 6 Stunden lang im Kühlschrank lagern, bis sie vollständig abgekühlt ist. Öffnen Sie die Flasche und probieren Sie Ihr Kombucha. Wenn es zu Ihrer Zufriedenheit sprudelt, stellen Sie alle Flaschen in den Kühlschrank und servieren Sie es, sobald es gekühlt ist. Sobald die gewünschte Spritzigkeit und Süße erreicht ist, stellen Sie alle Flaschen in den Kühlschrank, um die Gärung zu stoppen.

78. Ingwer-Birnen-Ananas-Kombucha

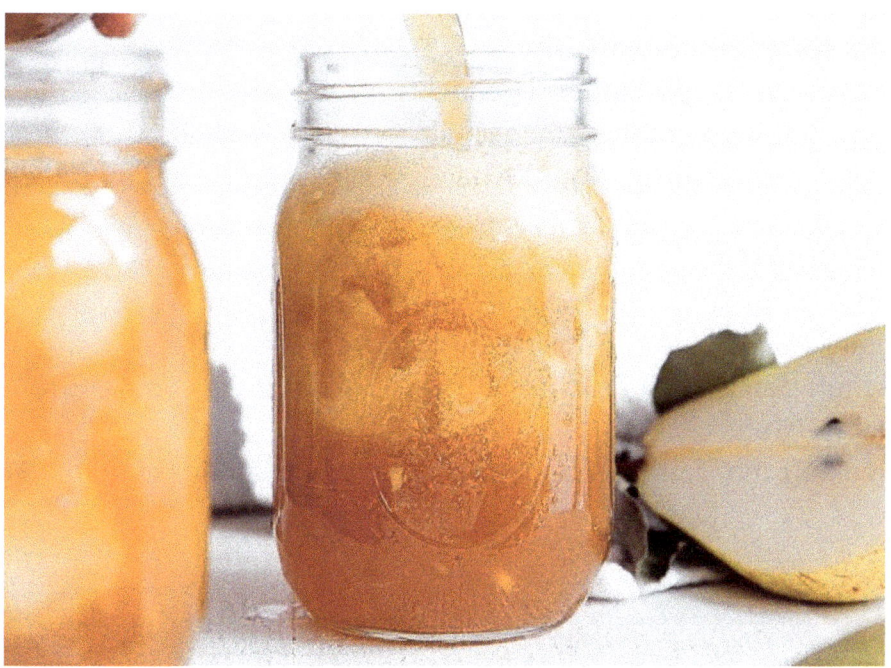

Macht: 1

ZUTATEN:
- 2 feste Birnen, entkernt
- ¼ Ananas, geschält und gehackt
- ½-Zoll-Ingwerstück, ungeschält
- 4 Unzen Grüntee-Kombucha

ANWEISUNGEN:
a) Entsaften Sie die Birnen, die Ananas und den Ingwer gemeinsam in einem Entsafter. Platzieren Sie dabei den Ingwer zwischen den beiden Früchten, um eine vollständige Entsaftung zu gewährleisten.
b) Den Saft mit dem Kombucha verrühren und servieren.

79. Vanille-Kombucha

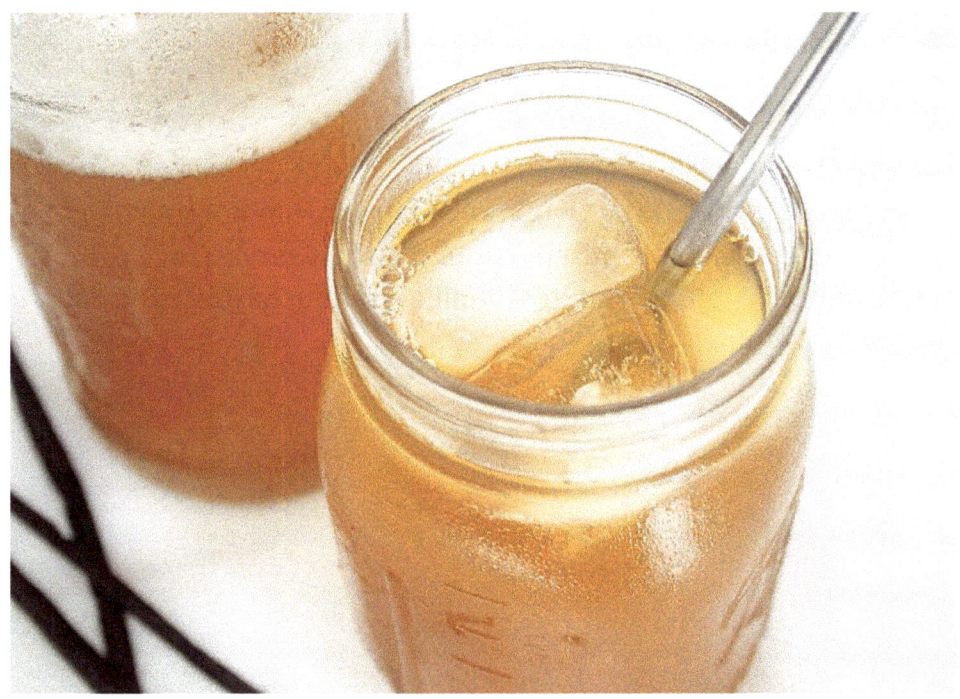

Macht: 4

ZUTATEN:
- 3 Tassen Kombucha, jede Art
- 1 Teelöffel Vanilleextrakt

ANWEISUNGEN:

a) In einem großen Krug den Vanilleextrakt zum Kombucha geben, verrühren, bis alles vermischt ist, und auf Eis servieren.

b) Bewahren Sie ungenutztes Vanille-Kombucha bis zu 7 Tage im Kühlschrank auf.

80. Mit Zimt und Nelken gewürzter Kombucha

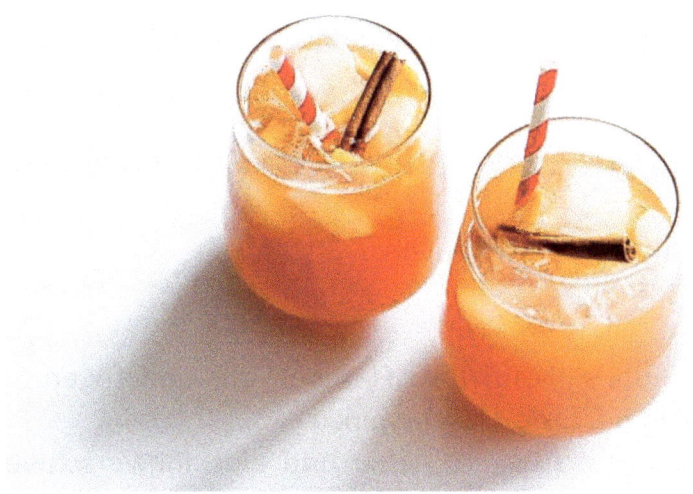

Ergibt: 1 Gallone

ZUTATEN:
- 1 Tasse Apfelsaft
- 4 Zimtstangen, halbiert
- 8 ganze Nelken
- 2 Zoll großes Ingwerstück, geschält und in 8 dünne Streifen geschnitten
- 14 Tassen Schwarztee-Kombucha

ANWEISUNGEN:
a) Teilen Sie den Apfelsaft auf Ihre Flaschen auf und fügen Sie etwa 2 Esslöffel pro 16-Unzen-Flasche hinzu.
b) In jede Flasche 1 Zimtstück, 1 Nelke und eine Ingwerscheibe geben.
c) Füllen Sie jede Flasche mit einem Trichter mit dem Kombucha und lassen Sie in jeder Flasche 2,5 cm Freiraum.
d) Dicht verschließen.
e) Stellen Sie die Flaschen an einen warmen Ort (ca. 22 °C), um sie 48 Stunden lang zu gären.
f) 1 Flasche 6 Stunden lang im Kühlschrank lagern, bis sie vollständig abgekühlt ist. Öffnen Sie die Flasche und probieren Sie Ihr Kombucha. Wenn es zu Ihrer Zufriedenheit sprudelt, stellen Sie alle Flaschen in den Kühlschrank und servieren Sie es, sobald es gekühlt ist. Sobald die gewünschte Spritzigkeit und Süße erreicht ist, stellen Sie alle Flaschen in den Kühlschrank, um die Gärung zu stoppen.
g) Vor dem Servieren mit einem Drahtsieb abseihen.

81. Mango- und Cayenne-Kombucha

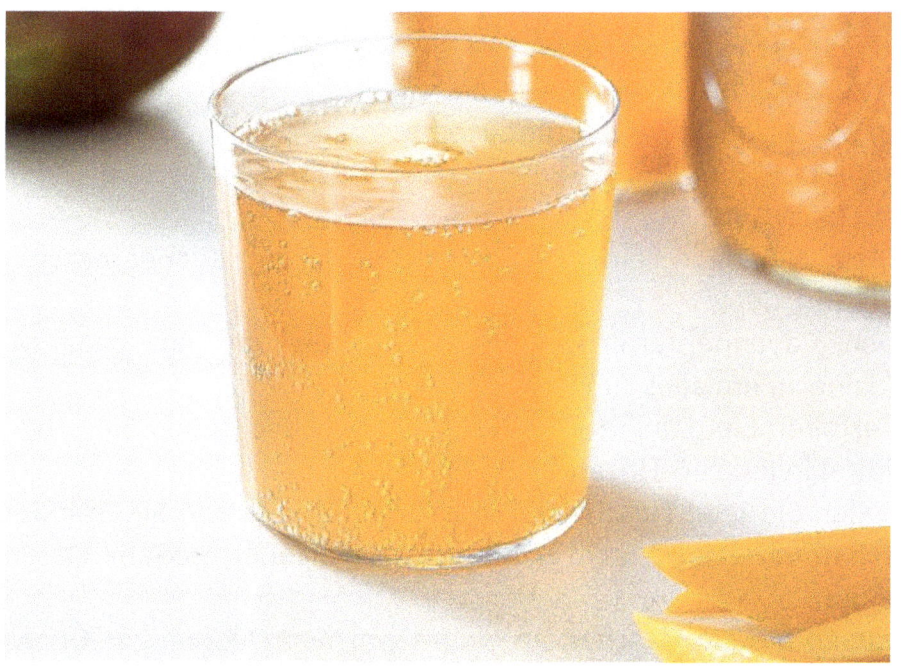

Ergibt: 1 Gallone

ZUTATEN:
- 2 Tassen gewürfelte Mango
- ¼ Teelöffel Cayennepfeffer
- 14 Tassen Grüntee-Kombucha

ANWEISUNGEN:
a) Die Mango in einem Mixer oder einer Küchenmaschine pürieren.
b) Den Cayennepfeffer zur Mango geben und ein paar Mal zerkleinern, um alles zu vermischen.
c) Verteilen Sie das Püree auf die Flaschen und geben Sie etwa 2 Esslöffel in jede 16-Unzen-Flasche.
d) Füllen Sie jede Flasche mit Kombucha und lassen Sie in jedem Flaschenhals etwa 2,5 cm Freiraum. Verschließen Sie jede Flasche fest.
e) Lassen Sie die Flaschen an einem warmen Ort (ca. 22 °C) zwei Tage lang gären.
f) 1 Flasche 6 Stunden lang im Kühlschrank lagern, bis sie vollständig abgekühlt ist. Öffnen Sie die Flasche und probieren Sie Ihr Kombucha. Wenn es zu Ihrer Zufriedenheit sprudelt, stellen Sie alle Flaschen in den Kühlschrank und servieren Sie es, sobald es gekühlt ist. Sobald die gewünschte Spritzigkeit und Süße erreicht ist, stellen Sie alle Flaschen in den Kühlschrank, um die Gärung zu stoppen.
g) Zum Servieren den Kombucha durch ein Drahtsieb abseihen, um das Fruchtfleisch zu entfernen, während man ihn in ein Glas gießt.

82. Würziges Bloody Mary Kombucha

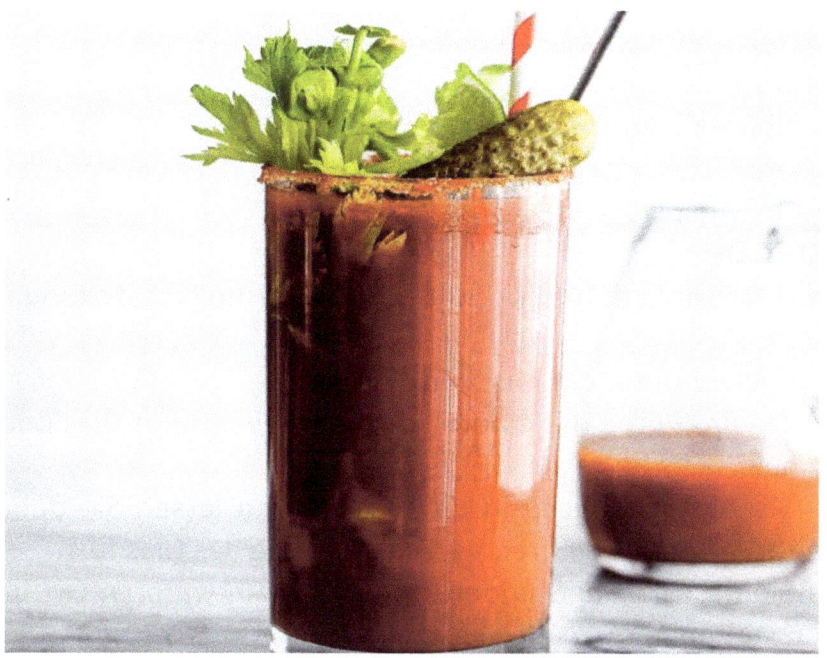

Macht: 4

ZUTATEN:
- 2 mittelgroße Tomaten, halbiert
- ¼ gewürfelte Gurke
- 1 Teelöffel Chilipulver
- 4 Tassen Schwarztee-Kombucha

ANWEISUNGEN:
a) In einem Mixer die Tomate und die Gurke etwa 5 Sekunden lang pürieren.
b) Das Chilipulver unter die Mischung rühren.
c) Gießen Sie das Püree mit einem Trichter in ein großes Glas oder eine Flasche.
d) Geben Sie das Kombucha in die Flasche und lassen Sie dabei einen Freiraum von 2,5 cm frei. Verschließen Sie das Glas fest.
e) Lassen Sie das Glas 48 Stunden lang an einem warmen Ort bei etwa 22 °C stehen.
f) Mindestens 6 Stunden im Kühlschrank lagern, dann gekühlt mit Ihrer bevorzugten Beilage servieren.

83. Erdbeer-Rosen-Kombucha

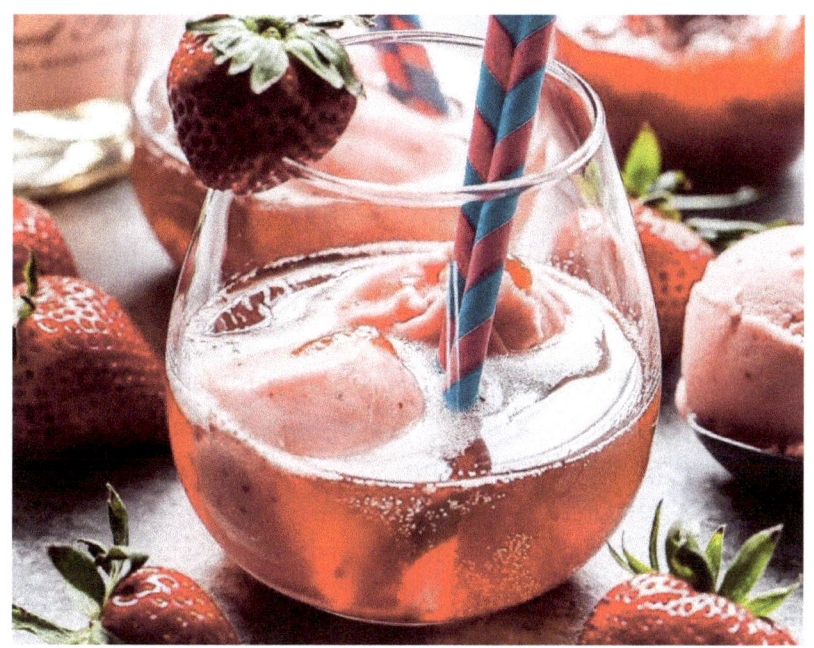

Macht: 4

ZUTATEN:
- 2 Tassen gewürfelte Erdbeeren
- 3 Tassen grüner Tee Kombucha
- 2 Teelöffel Rosenwasser

ANWEISUNGEN:
a) In einer kleinen Schüssel die Erdbeeren mit einem Kartoffelstampfer zerdrücken, bis sie in kleine Stücke geschnitten und saftig sind.
b) Gießen Sie die zerdrückten Erdbeeren in ein Drahtsieb über einem viertelgroßen Glas. Drücken Sie mit der Rückseite eines Löffels auf die Erdbeerfeststoffe, um so viel Saft wie möglich zu extrahieren. Entsorgen Sie das Fruchtfleisch.
c) Geben Sie das Grüntee-Kombucha zur Erdbeerflüssigkeit.
d) Das Rosenwasser in das Glas geben, umrühren und auf Eis servieren.

84. Pfirsich-Kombucha

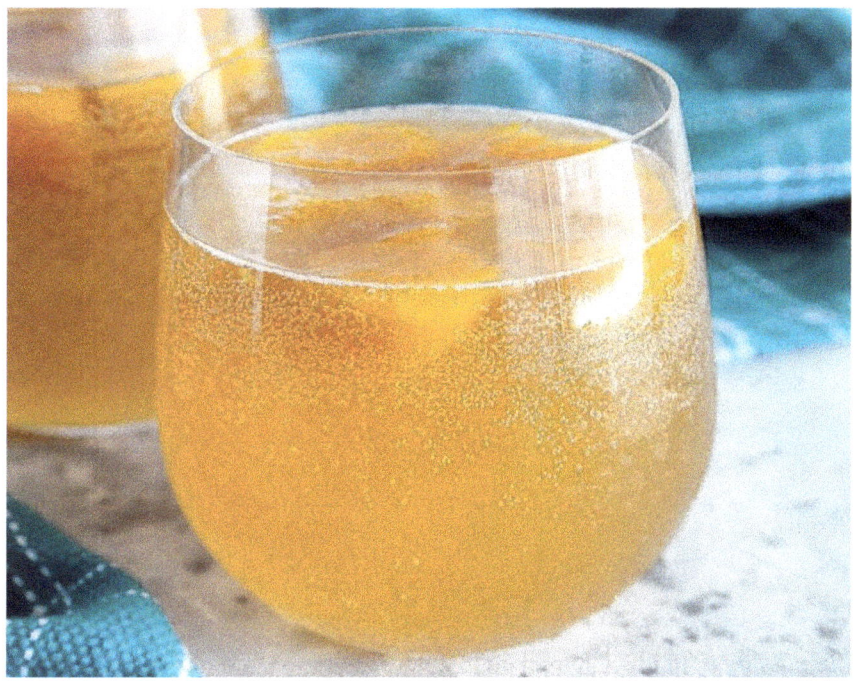

Macht: 2

ZUTATEN:
- 4 Unzen Oolong- oder Grüntee-Kombucha
- 1½ Tassen gewürfelte Pfirsiche
- 6 Unzen Naturjoghurt
- Spritzer Rosenwasser

ANWEISUNGEN:
a) In einem Mixer Kombucha, Pfirsiche, Joghurt und Rosenwasser vermischen und glatt rühren.
b) Sofort servieren.

85. Knackiges Apfel-Orangen-Kombucha

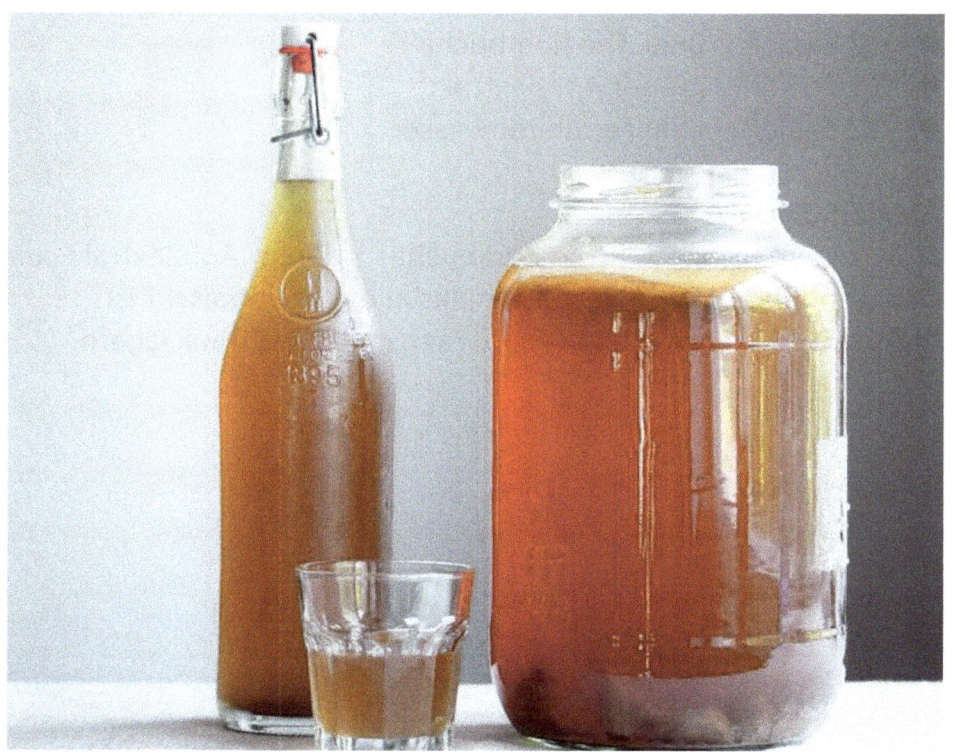

Macht: 4

ZUTATEN:
- 3 Tassen grüner Tee Kombucha
- 1 Teelöffel grüner Apfelextrakt
- 2 Teelöffel Orangenblütenwasser

ANWEISUNGEN:
a) In einem großen Krug Kombucha, grünen Apfelextrakt und Orangenblütenwasser verrühren, bis alles gut vermischt ist.
b) Auf Eis servieren oder bis zu 7 Tage im Kühlschrank lagern.

86. Limonade Kombucha

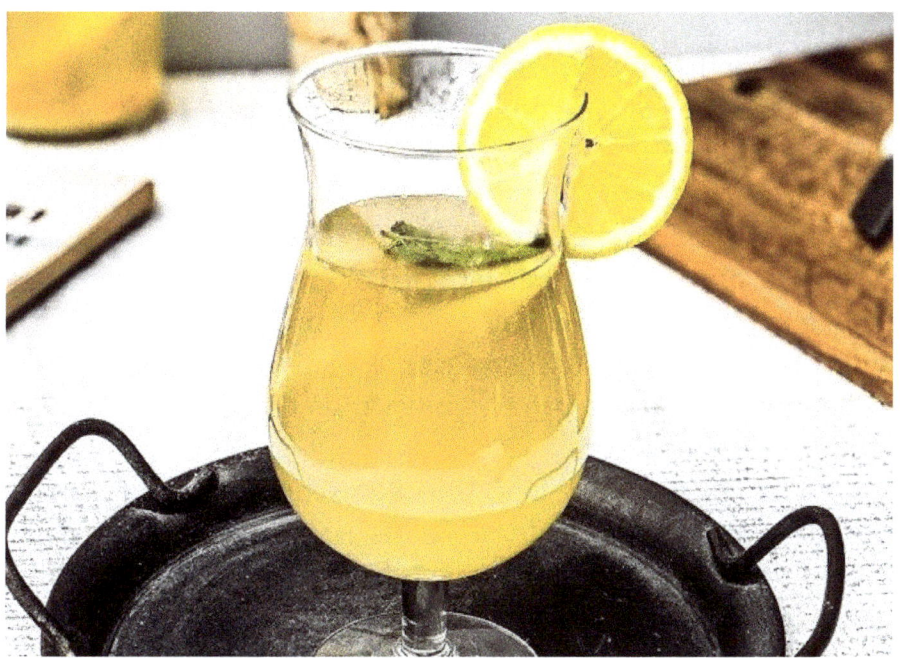

Ergibt: 1 Gallone

ZUTATEN:
- 1¼ Tassen frisch gepresster Zitronensaft
- 15 Tassen grüner Tee oder Oolong-Kombucha

ANWEISUNGEN:
a) Gießen Sie 2 Esslöffel Zitronensaft in jede 16-Unzen-Flasche.
b) Füllen Sie die Flaschen mit einem Trichter mit Kombucha und lassen Sie in jedem Flaschenhals etwa 2,5 cm Platz.
c) Verschließen Sie die Flaschen fest.
d) Stellen Sie die Flaschen an einen warmen Ort (ca. 22 °C), um sie 48 Stunden lang zu gären.
e) 1 Flasche 6 Stunden lang im Kühlschrank lagern, bis sie vollständig abgekühlt ist. Öffnen Sie die Flasche und probieren Sie das Kombucha. Wenn es zu Ihrer Zufriedenheit sprudelt, stellen Sie alle Flaschen in den Kühlschrank, um die Gärung zu stoppen. Sobald die gewünschte Spritzigkeit und Süße erreicht ist, stellen Sie alle Flaschen in den Kühlschrank, um die Gärung zu stoppen.
f) Vor dem Servieren abseihen, um noch vorhandene Hefestränge zu entfernen und zu entsorgen.

87. Blackberry Zinger

Ergibt: 1 Gallone

ZUTATEN:
- 2 Tassen Brombeeren
- 4 Unzen frisch gepresster Limettensaft
- 14 Tassen Schwarztee-Kombucha

ANWEISUNGEN:
a) In einer großen Schüssel die Brombeeren mit einem großen Löffel oder Kartoffelstampfer zerdrücken und ihren Saft freisetzen.
b) Geben Sie die Beeren in ein Gärgefäß von Gallonengröße und fügen Sie den Limettensaft hinzu.
c) Füllen Sie den Rest des Gefäßes mit dem Schwarztee-Kombucha.
d) Decken Sie das Glas mit einem sauberen weißen Tuch ab und sichern Sie es mit einem Gummiband. Lassen Sie das Glas stehen
e) 2 Tage lang an einem warmen Ort zwischen 20 und 22 °C gären lassen.
f) Nach 48 Stunden die Mischung abseihen, um die Brombeerkerne zu entfernen.
g) Gießen Sie die Mischung mit einem Trichter in Flaschen und verschließen Sie diese fest.
h) Lassen Sie die Flaschen an einem warmen Ort (ca. 22 °C) weitere 2 Tage lang gären.
i) 1 Flasche 6 Stunden lang im Kühlschrank lagern, bis sie vollständig abgekühlt ist. Öffnen Sie die Flasche und probieren Sie das Kombucha. Wenn es zu Ihrer Zufriedenheit sprudelt, stellen Sie alle Flaschen in den Kühlschrank und servieren Sie es, sobald es gekühlt ist. Sobald die gewünschte Spritzigkeit und Süße erreicht ist, stellen Sie alle Flaschen in den Kühlschrank, um die Gärung zu stoppen.

88. Granatapfel-Kombucha

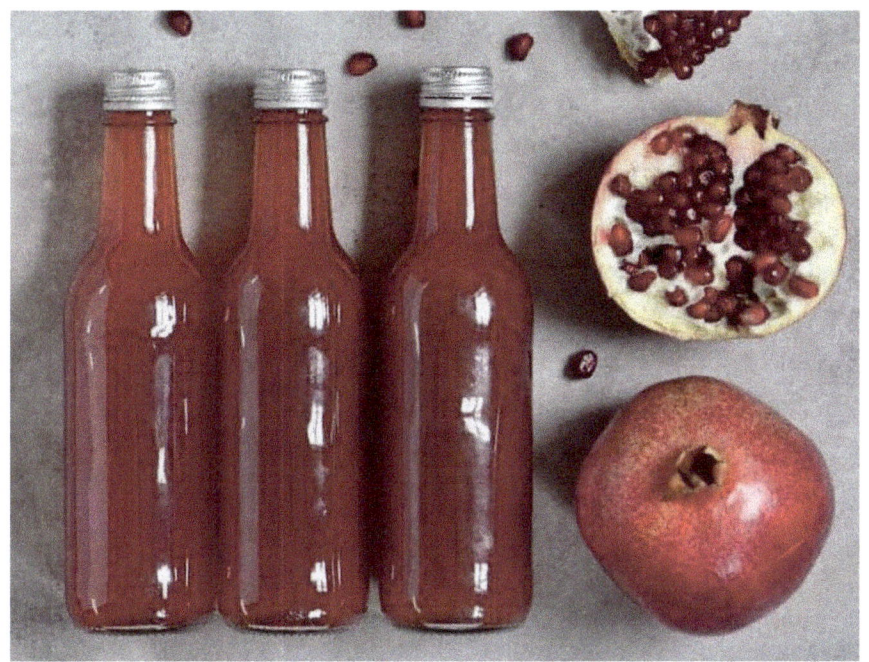

Ergibt: 1 Gallone

ZUTATEN:
- 14 Tassen Wasser, geteilt
- 4 schwarze Teebeutel
- 4 grüne Teebeutel
- 1 Tasse Zucker
- 1 SCOBY
- 2 Tassen Startertee
- 1 Tasse Granatapfelsaft, geteilt
- 2 Teelöffel frisch gepresster Zitronensaft, geteilt
- 4 Scheiben frischer Ingwer, geteilt

ANWEISUNGEN:

a) Erhitzen Sie in einem großen Topf 4 Tassen Wasser bei mittlerer Hitze auf 212 °F und nehmen Sie die Pfanne dann sofort vom Herd.

b) Fügen Sie die schwarzen und grünen Teebeutel hinzu und rühren Sie einmal um. Decken Sie die Pfanne ab und lassen Sie den Tee 10 Minuten ziehen.

c) Entfernen Sie die Teebeutel. Den Zucker hinzufügen und rühren, bis sich der gesamte Zucker aufgelöst hat.

d) Gießen Sie die restlichen 10 Tassen Wasser in den Topf, um den Tee abzukühlen. Überprüfen Sie die Temperatur, um sicherzustellen, dass sie unter 30 °C liegt, bevor Sie fortfahren.

e) Gießen Sie den Tee in ein 1-Gallonen-Glas.

f) Waschen und spülen Sie Ihre Hände gründlich ab, legen Sie dann den SCOBY auf die Oberfläche des Tees und geben Sie den Startertee in das Glas.

g) Decken Sie die Öffnung des Glases mit einem sauberen weißen Tuch ab und befestigen Sie es mit einem Gummiband. Lassen Sie das Glas an einem warmen Ort bei etwa 22 °C stehen, damit es 7 Tage lang gären kann.

h) Probieren Sie nach 7 Tagen das Kombucha. Wenn es zu süß ist, lassen Sie es noch ein oder zwei Tage gären. Sobald Ihnen das Kombucha gut schmeckt, nehmen Sie den SCOBY heraus und bewahren Sie ihn für die zukünftige Verwendung auf.

i) Reservieren Sie 2 Tassen Kombucha für Ihre nächste Portion, bevor Sie den Rest des Kombuchas würzen.

89. Blaubeer-Ingwer-Kombucha

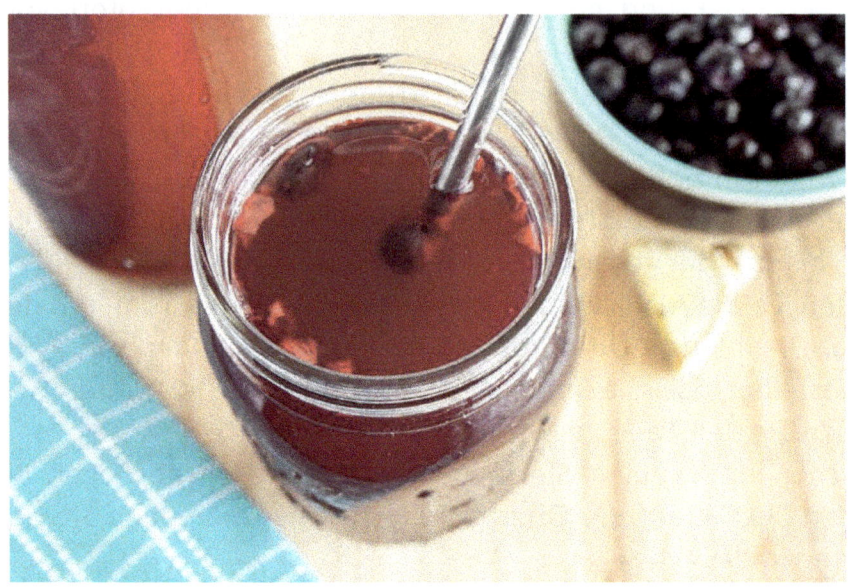

Ergibt: 1 Gallone

ZUTATEN:
- 2 Tassen Blaubeeren
- ¼ Tasse kandierter Ingwer, gehackt
- 14 Tassen Oolong-Tee Kombucha

ANWEISUNGEN:
a) In einer großen Schüssel die Blaubeeren mit einem großen Löffel oder Kartoffelstampfer zerdrücken und ihren Saft freisetzen.
b) Füllen Sie die Beeren in ein gallonengroßes Gärgefäß und fügen Sie den kandierten Ingwer und den Oolong-Tee-Kombucha hinzu.
c) Decken Sie das Glas mit einem sauberen weißen Tuch ab und befestigen Sie es mit einem Gummiband. Lassen Sie das Glas zwei Tage lang an einem warmen Ort zwischen 20 und 22 °C gären.
d) Nach 48 Stunden die Mischung abseihen, um die Blaubeer- und Ingwerstücke zu entfernen.
e) Gießen Sie das Kombucha mit einem Trichter in die Flaschen und verschließen Sie diese fest.
f) Stellen Sie die Flaschen an einen warmen Ort (ca. 22 °C), um sie 48 Stunden lang zu gären.
g) 1 Flasche 6 Stunden lang im Kühlschrank lagern, bis sie vollständig abgekühlt ist.
h) Öffnen Sie die Flasche und probieren Sie das Kombucha. Wenn es zu Ihrer Zufriedenheit sprudelt, stellen Sie alle Flaschen in den Kühlschrank und servieren Sie es, sobald es gekühlt ist.
i) Sobald die gewünschte Spritzigkeit und Süße erreicht ist, stellen Sie alle Flaschen in den Kühlschrank, um die Gärung zu stoppen.

90. Pfirsich-Erdbeer-Kombucha

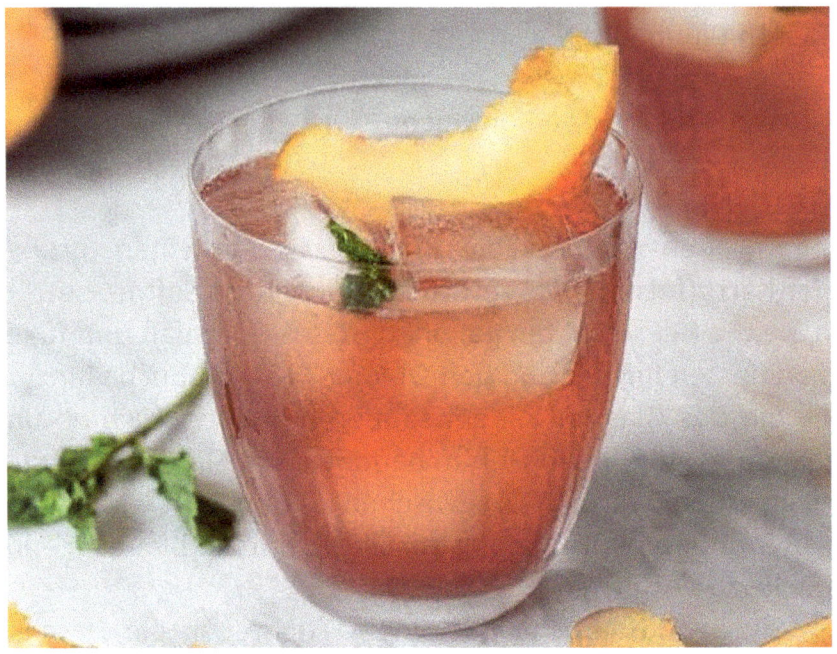

Ergibt: 1 Gallone

ZUTATEN:
- 2 Tassen gewürfelte Pfirsiche
- 4 Unzen Erdbeeren
- 2 Unzen frisch gepresster Zitronensaft
- 1-Zoll-Ingwer-Knopf
- 14 Tassen Grüntee-Kombucha

ANWEISUNGEN:
a) Pfirsiche, Erdbeeren, Zitronensaft und Ingwer in einer Küchenmaschine oder einem Mixer pürieren.
b) Übertragen Sie die Mischung in ein Fermentationsgefäß von Gallonengröße und fügen Sie das Grüntee-Kombucha hinzu.
c) Decken Sie das Glas mit einem sauberen weißen Tuch ab und sichern Sie es mit einem Gummiband. Lassen Sie das Glas stehen
d) 2 Tage lang an einem warmen Ort zwischen 20 und 22 °C gären lassen.
e) Die Mischung über ein großes Glas oder einen Topf abseihen, um die Fruchtstücke zu entfernen.
f) Gießen Sie die Mischung mit einem Trichter in Flaschen und verschließen Sie jede Flasche fest.
g) Stellen Sie die Flaschen an einen warmen Ort (ca. 22 °C), um sie 48 Stunden lang zu gären.
h) 1 Flasche 6 Stunden lang im Kühlschrank lagern, bis sie vollständig abgekühlt ist. Öffnen Sie die Flasche und probieren Sie das Kombucha.
i) Wenn es zu Ihrer Zufriedenheit sprudelt, stellen Sie alle Flaschen in den Kühlschrank und servieren Sie es, sobald es gekühlt ist.
j) Sobald die gewünschte Spritzigkeit und Süße erreicht ist, stellen Sie alle Flaschen in den Kühlschrank, um die Gärung zu stoppen.

91. **Kirsch-Kombucha**

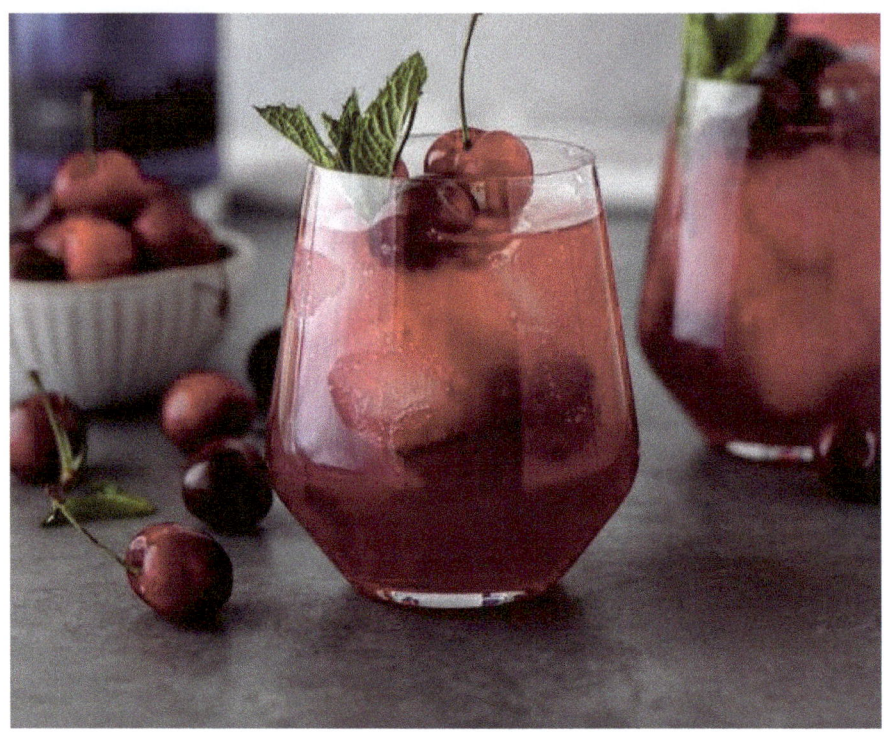

Ergibt: 1 Gallone

ZUTATEN:
- 14 Tassen Schwarztee-Kombucha, aufgeteilt
- 32 Unzen Süßkirschen, entkernt

ANWEISUNGEN:
a) In einer Küchenmaschine oder einem Mixer die Kirschen zusammen mit etwa 1 Tasse Kombucha pürieren, bis sie flüssig sind.
b) Geben Sie das Püree und das restliche Kombucha in ein 1-Gallonen-Glas und verschließen Sie es mit einem sauberen weißen Tuch, das mit einem Gummiband befestigt ist. Lassen Sie das Glas mindestens 12 Stunden und höchstens 24 Stunden lang an einem warmen Ort bei etwa 22 °C auf der Arbeitsfläche stehen. Je länger es ziehen lässt, desto stärker wird der Kirschgeschmack.
c) Gießen Sie den Kombucha durch ein Drahtsieb über ein großes Glas oder einen Topf, um alle Feststoffe zu entfernen.
d) Füllen Sie das Kombucha mithilfe eines Trichters in Flaschen und verschließen Sie diese fest. Stellen Sie die Flaschen an einen warmen Ort (ca. 22 °C), um sie 48 Stunden lang zu gären.
e) 1 Flasche 6 Stunden lang im Kühlschrank lagern, bis sie vollständig abgekühlt ist. Öffnen Sie die Flasche und probieren Sie das Kombucha. Wenn es zu Ihrer Zufriedenheit sprudelt, stellen Sie alle Flaschen in den Kühlschrank und servieren Sie es, sobald es gekühlt ist. Sobald die gewünschte Spritzigkeit und Süße erreicht ist, stellen Sie alle Flaschen in den Kühlschrank, um die Gärung zu stoppen.

92. Trauben-Kombucha

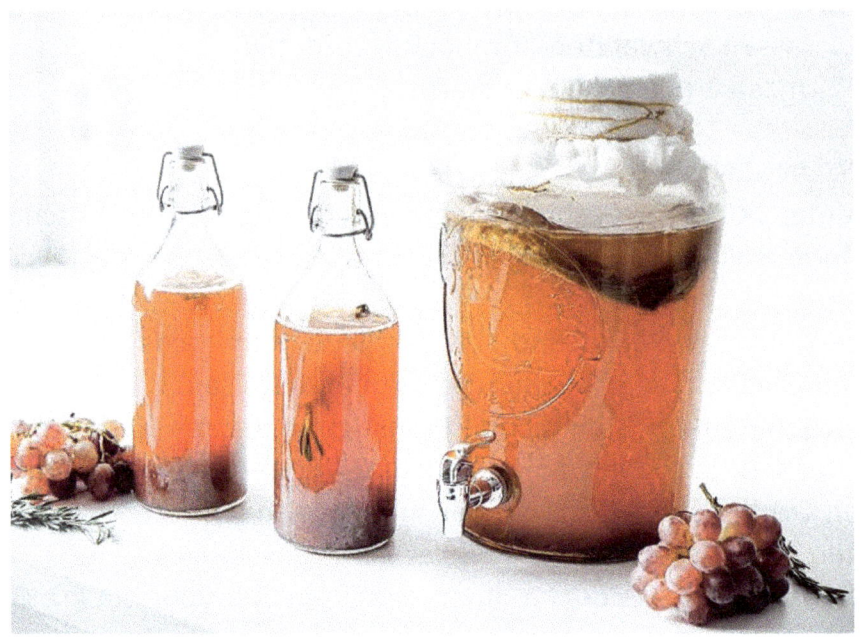

Macht: 1

ZUTATEN:
- 4 Unzen weißer oder violetter Traubensaft
- 4 Unzen Kombucha, jede Art

ANWEISUNGEN:
a) In einem Glas Saft und Kombucha vermischen und servieren.

93. Açai-Beere Spirulina Kombucha

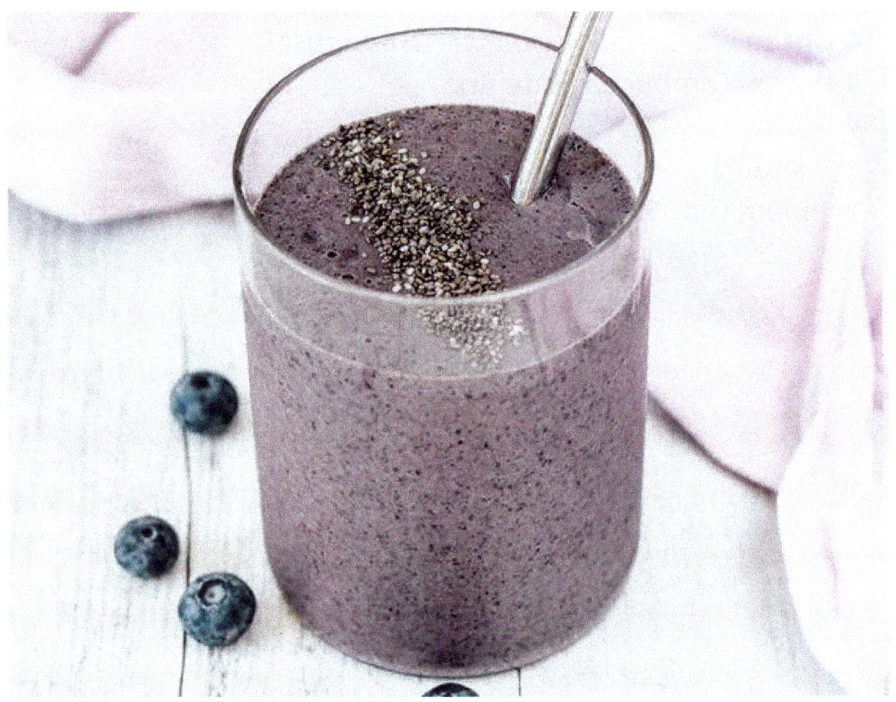

Macht: 1

ZUTATEN:
- 4 Unzen Açai-Beerensaft
- 4 Unzen Schwarztee-Kombucha
- ½ Teelöffel Spirulina-Pulver

ANWEISUNGEN:

a) In einem Glas Saft, Kombucha und Spirulina-Pulver vermischen und servieren.

94. Gesalzener Grapefruit-Kombucha

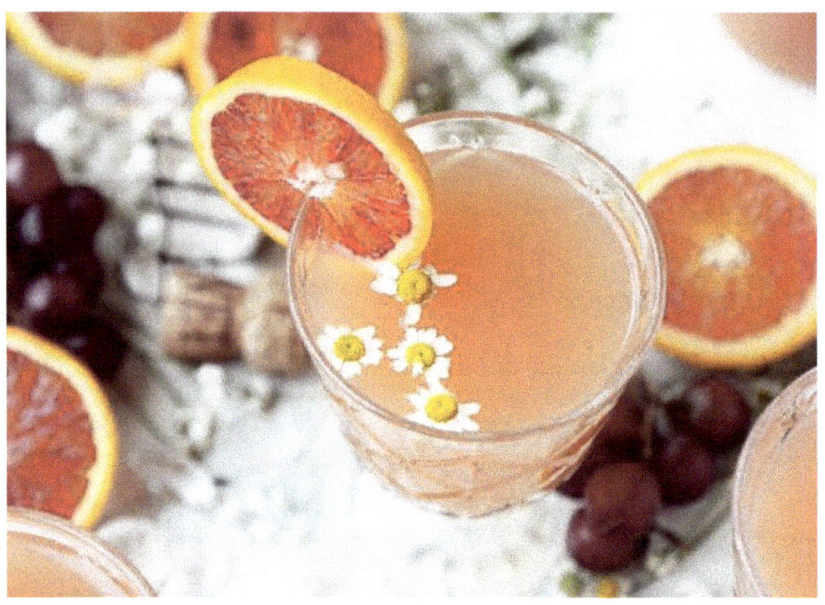

Macht: 1

ZUTATEN:
- 4 Unzen rosa Grapefruitsaft
- 4 Unzen Schwarztee-Kombucha
- Prise Meersalz

ANWEISUNGEN:
a) In einem Glas Saft, Kombucha und Salz vermischen und servieren.

95. Orangen-Kombucha-Saft

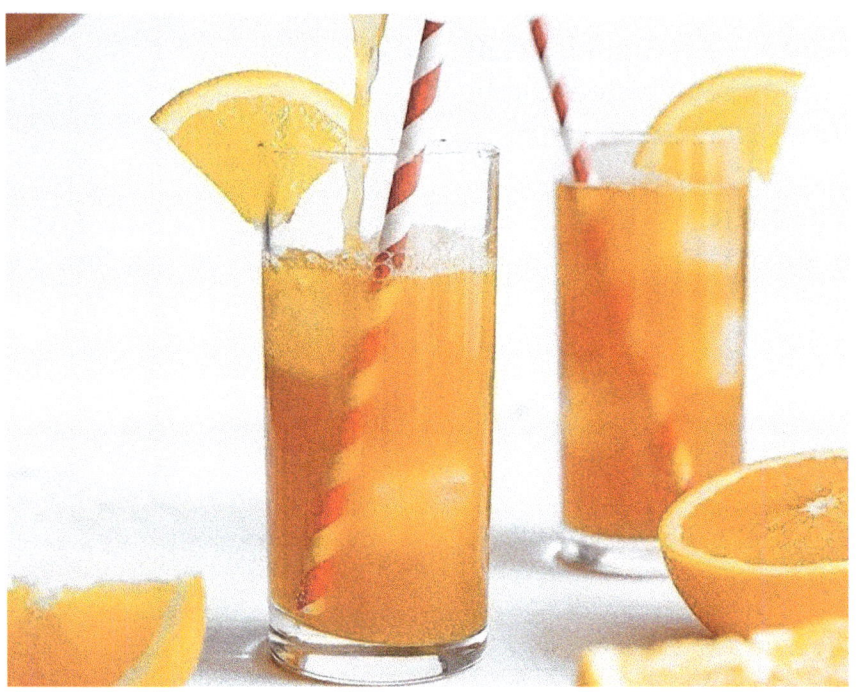

Macht: 1

ZUTATEN:
- Saft von 2 großen Orangen
- 4 Unzen Schwarztee-Kombucha

ANWEISUNGEN:
a) In einem Glas Saft und Kombucha vermischen und kalt servieren.

96. Mandarinen-Kombucha

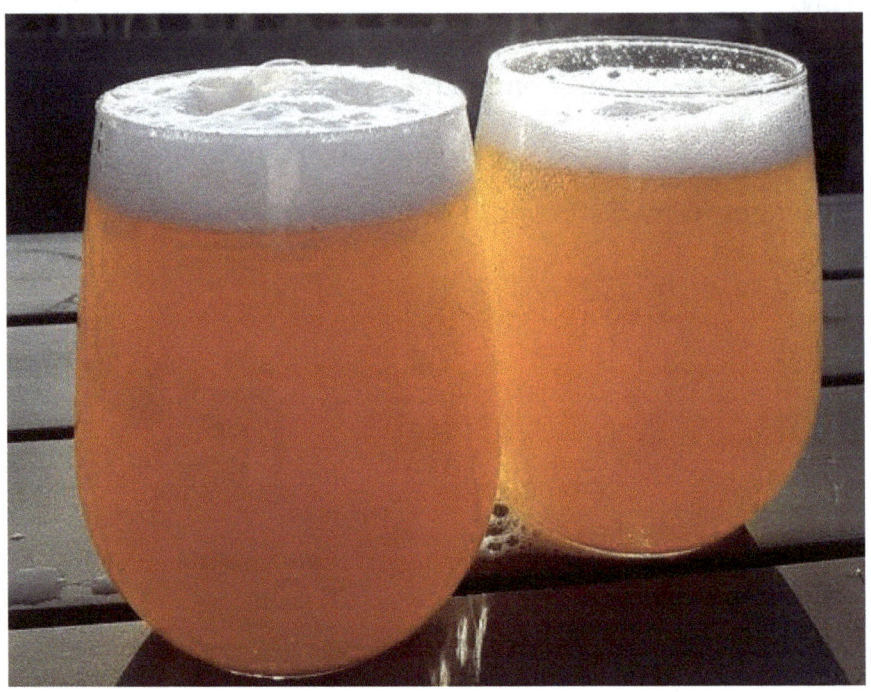

Ergibt: 1 Gallone

ZUTATEN:
- 1 Tasse frisch gepresster Mandarinensaft
- 14 Tassen Oolong-Tee Kombucha

ANWEISUNGEN:

a) Geben Sie etwa 2 Esslöffel Mandarinensaft in jede 16-Unzen-Flasche.

b) Füllen Sie jede Flasche mit Kombucha und lassen Sie in jedem Flaschenhals 2,5 cm Freiraum. Verschließen Sie jede Flasche fest.

c) Stellen Sie die Flaschen an einen warmen Ort (ca. 22 °C), um sie 48 Stunden lang zu gären.

d) 1 Flasche 6 Stunden lang im Kühlschrank lagern, bis sie vollständig abgekühlt ist.

e) Öffnen Sie die Flasche und probieren Sie Ihr Kombucha. Wenn es zu Ihrer Zufriedenheit sprudelt, stellen Sie alle Flaschen in den Kühlschrank und servieren Sie es, sobald es gekühlt ist.

f) Sobald die gewünschte Spritzigkeit und Süße erreicht ist, stellen Sie alle Flaschen in den Kühlschrank, um die Gärung zu stoppen.

97. Cranberry-Apfel-Kombucha

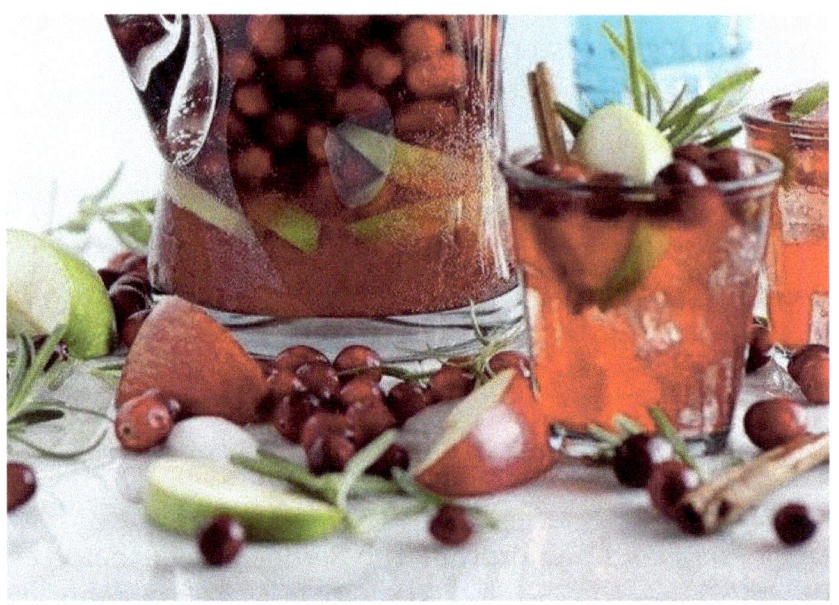

Macht: 1

ZUTATEN:
- 4 Unzen Schwarztee-Kombucha
- 4 Unzen Apfelsaft
- 2 Esslöffel ungesüßter Cranberrysaft

ANWEISUNGEN:
a) In einem Glas Kombucha, Apfelsaft und Cranberrysaft gut verrühren und genießen.

98. Wacholder-Zitrus-Kombucha

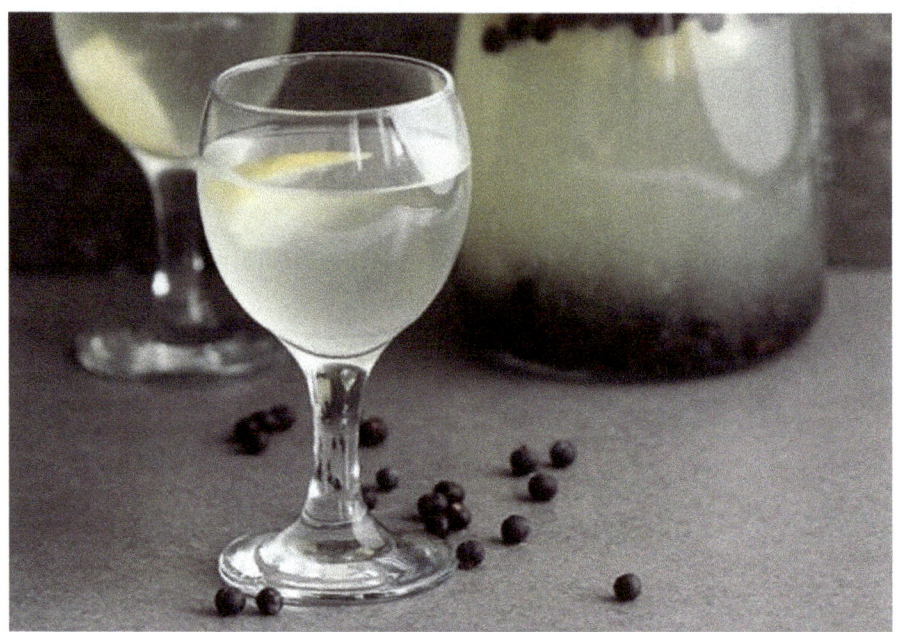

Ergibt: 1 Gallone

ZUTATEN:
- 2 Tassen frisch gepresster Orangensaft
- 1 Esslöffel Wacholderbeeren
- 14 Tassen Schwarztee-Kombucha

ANWEISUNGEN:

a) Geben Sie etwa 4 Esslöffel Orangensaft in jede 16-Unzen-Flasche.
b) Die Wacholderbeeren gleichmäßig auf die Flaschen verteilen.
c) Füllen Sie die Flaschen mit einem Trichter mit Kombucha und lassen Sie in jedem Flaschenhals 2,5 cm Freiraum. Verschließen Sie jede Flasche fest.
d) Lassen Sie die Flaschen an einem warmen Ort (ca. 22 °C) zwei Tage lang gären.
e) 1 Flasche 6 Stunden lang im Kühlschrank lagern, bis sie vollständig abgekühlt ist. Öffnen Sie die Flasche und probieren Sie Ihr Kombucha.
f) Wenn es zu Ihrer Zufriedenheit sprudelt, stellen Sie alle Flaschen in den Kühlschrank und servieren Sie es, sobald es gekühlt ist. Sobald die gewünschte Spritzigkeit und Süße erreicht ist, stellen Sie alle Flaschen in den Kühlschrank, um die Gärung zu stoppen.
g) Vor dem Servieren abseihen.

99. Blaubeer-Limetten-Kombucha

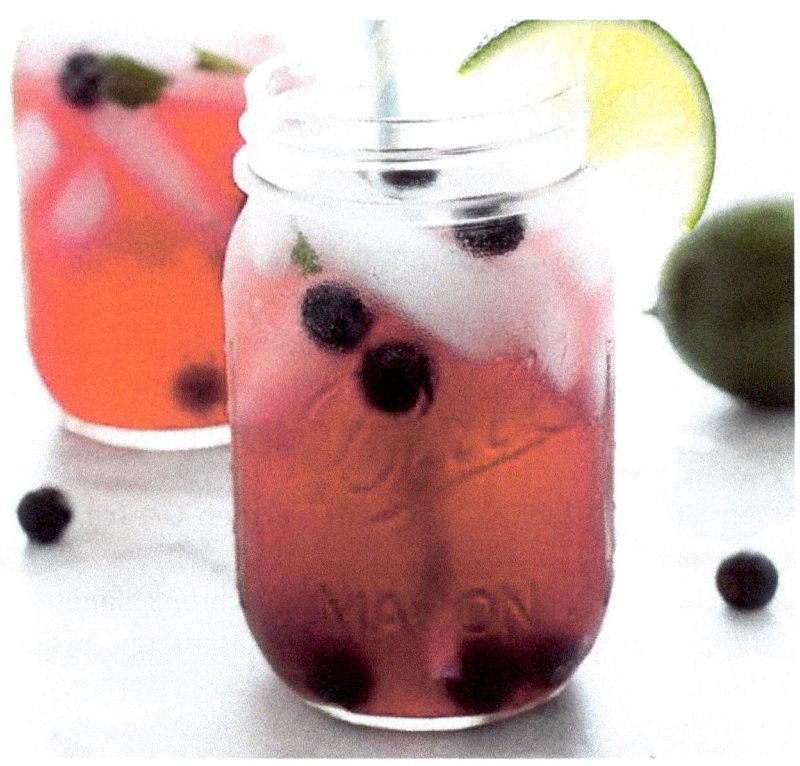

Macht: 1

ZUTATEN:
- 1 Tasse gefrorene Blaubeeren
- 4 Unzen Schwarztee-Kombucha
- ½ gefrorene Banane Saft von 1 Limette

ANWEISUNGEN:
a) In einem Mixer Blaubeeren, Kombucha, Banane und Limettensaft etwa 10 Sekunden lang pürieren, bis eine glatte Masse entsteht.
b) In ein Glas füllen und servieren.

100. Holunder-Rosen-Hopfen-Kombucha

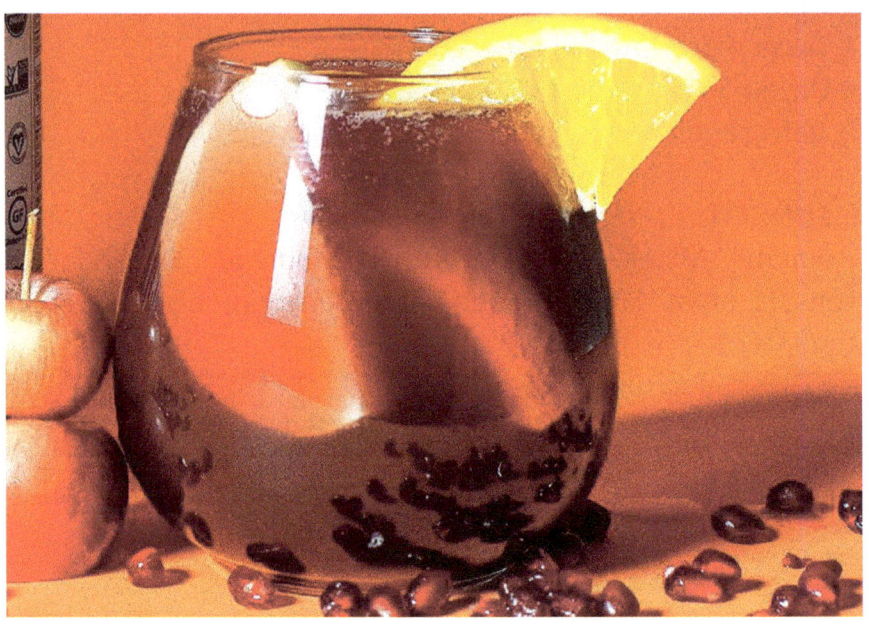

Ergibt: 1 Gallone

ZUTATEN:
- 1-Zoll-Ingwer-Knopf
- ⅓ Tasse Holunderbeeren
- ¼ Tasse Rosenhopfen
- 15 Tassen Schwarztee-Kombucha

ANWEISUNGEN:
a) Schneiden Sie den Ingwer in dünne, gleichmäßige Streifen, sodass jede Flasche mindestens 1 Stück enthält.
b) Holunderbeeren, Hagebutten und Ingwerstreifen auf die Flaschen verteilen.
c) Füllen Sie jede Flasche mit einem Trichter mit dem Kombucha und lassen Sie in jedem Flaschenhals einen Freiraum von 2,5 cm.
d) Stellen Sie die Flaschen an einen warmen Ort (ca. 22 °C), um sie 48 Stunden lang zu gären.
e) 1 Flasche 6 Stunden lang im Kühlschrank lagern, bis sie vollständig abgekühlt ist. Öffnen Sie die Flasche und probieren Sie Ihr Kombucha. Wenn es zu Ihrer Zufriedenheit sprudelt, stellen Sie alle Flaschen in den Kühlschrank und servieren Sie es, sobald es gekühlt ist. Sobald die gewünschte Spritzigkeit und Süße erreicht ist, stellen Sie alle Flaschen in den Kühlschrank, um die Gärung zu stoppen.
f) Verwenden Sie zum Servieren ein Drahtsieb, um die Aromen zu entfernen, wenn Sie den Kombucha in ein Glas gießen.

ABSCHLUSS

Glückwunsch! Sie haben das Ende von „Das gesunde Darm-Kochbuch" erreicht. Wir hoffen, dass dieses Kochbuch Sie dazu inspiriert hat, durch leckeres und nahrhaftes Essen die Verantwortung für Ihre Darmgesundheit zu übernehmen. Wir glauben, dass ein gesunder Darm die Grundlage für allgemeine Gesundheit und Wohlbefinden ist.

Wir haben versucht, dieses Kochbuch so umfassend wie möglich zu gestalten, mit 100 köstlichen und darmgesunden Rezepten sowie hilfreichen Informationen zur Aufrechterhaltung eines gesunden Darmmikrobioms und zur Identifizierung von Darmreizstoffen.

Wir hoffen, dass Kochbuch „Der gesunde Darm" Ihnen geholfen hat, Vertrauen in Ihre darmgesunden Kochkünste zu gewinnen und dass Sie weiterhin neue Geschmacksrichtungen und Zutaten entdecken, um Ihren Darm zu nähren. Vielen Dank, dass Sie uns auf dieser kulinarischen Reise zu einem glücklichen und ausgeglichenen Verdauungssystem begleiten. Viel Spaß beim Kochen!

Ingram Content Group UK Ltd.
Milton Keynes UK
UKHW021148220623
423869UK00009B/79